AF465316

CONSEILS AUX MÈRES

OU

DE L'HYGIÈNE

DU NOUVEAU-NÉ

ET DE L'ENFANT A LA MAMELLE

PAR

M. LE DOCTEUR GUIET

(DU MANS)

ANCIEN INTERNE DES HÔPITAUX DE PARIS,
MEMBRE CORRESPONDANT DE LA SOCIÉTÉ ANATOMIQUE,
SECRÉTAIRE-ADJOINT DE LA SOCIÉTÉ MÉDICALE
DE LA SARTHE.

L'Hygiène est moins une science qu'une vertu.

J.-J. ROUSSEAU.

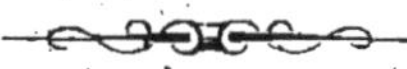

LE MANS

DEHALLAIS ET DU TEMPLE, ÉDITEURS

Succrs de MM. Julien, Lanier, Cosnard et Ce

15, RUE MARCHANDE, ET RUE BOURGEOISE, 16

1859

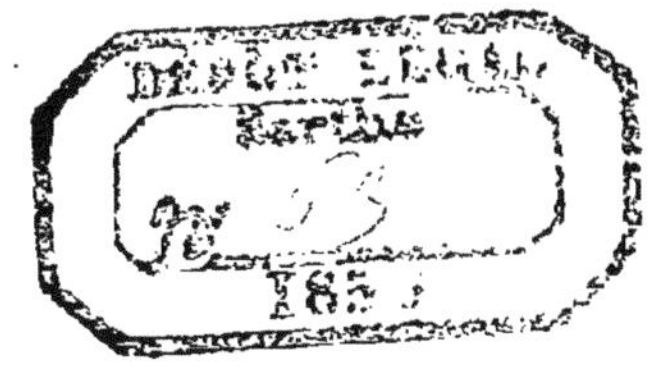

CONSEILS AUX MÈRES

DU MÊME AUTEUR

---

1. Considérations pratiques sur le traitement du croup. — Thèse de Paris, 1843.

2. Études pratiques sur l'affection scrofuleuse chez les enfants. — Paris, 1844.

3. De l'abus des vésicatoires chez les jeunes enfants. — Ext. de la *Gazette médicale*, 1846.

4. Mémoire sur la fièvre intermittente simple des jeunes enfants. — *Gazette médicale*, 1850.

5. Quelques réflexions sur l'âge auquel il convient d'opérer le bec-de-lièvre. — Le Mans, 1852.

6. Note pour servir à l'histoire de la fièvre pernicieuse chez les jeunes enfants. *Gazette médicale*, 1857.

LE MANS. — IMP. DEHALLAIS ET DU TEMPLE.

CONSEILS AUX MÈRES

OU

DE L'HYGIÈNE

DU NOUVEAU-NÉ

ET DE L'ENFANT A LA MAMELLE

PAR

M. LE DOCTEUR GUIET

(DU MANS)

ANCIEN INTERNE DES HÔPITAUX DE PARIS,
MEMBRE CORRESPONDANT DE LA SOCIÉTÉ ANATOMIQUE,
SECRÉTAIRE-ADJOINT DE LA SOCIÉTÉ MÉDICALE
DE LA SARTHE.

L'Hygiène est moins une science qu'une vertu.
J.-J. ROUSSEAU.

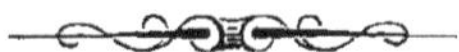

LE MANS
DEHALLAIS ET DU TEMPLE, ÉDITEURS
RUE MARCHANDE, 15
1859

A MADAME

LA VICOMTESSE D'ELBENNE

Madame,

Permettez-moi de vous dédier ce livre destiné aux mères. Je n'ai point oublié que vous n'aviez pas craint de me confier la santé de vos enfants, alors que j'étais bien jeune et inconnu. Si mon nom est un peu sorti de l'obscurité où il était plongé, c'est à vous que je le dois. J'acquitte donc ici une dette sacrée en vous offrant publiquement l'hommage de ma reconnaissance et de ma respectueuse affection.

Le docteur Guiet.

PRÉFACE

Ce petit livre (1) n'est point fait pour les savants; il s'adresse aux mères. C'est assez dire qu'il n'aura pas des allures brillantes, pédantes ou scientifiques. En l'intitulant *Conseils aux mères*, l'auteur n'a pas l'intention de leur enseigner ce que le cœur leur apprend si bien à pratiquer. Le cœur d'une mère..... c'est un abîme de dévouement et de sacrifices!.... mais qu'on me permette de le dire, le cœur a ses faiblesses, en médecine

(1) « Les longs ouvrages me font peur. »

LA FONTAINE.

surtout, ou plutôt en hygiène. Ce travail n'a pas d'autre prétention que de venir en aide à un sentiment que la Providence a solidement gravé au cœur de toute créature. Diriger ce sentiment si naturel qu'on peut l'appeler divin, le dégager de ces mille préjugés que la routine engendre, le maintenir dans des limites qui ne sont franchies que par excès d'amour, lui donner enfin toute l'impulsion que nécessite la santé de ces petits êtres qui font, pour ainsi dire, partie de notre existence, tel est le but que s'est proposé l'auteur en écrivant ce livre. Puisse-t-il avoir réussi !

Le Mans, ce 1er mars 1859.

PROLÉGOMÈNES

Y a-t-il une étude plus aimable, et en même temps plus intéressante, que celle de l'enfance? L'homme le plus péniblement préoccupé, dont l'œil s'arrête sur un tout jeune enfant suspendu au sein de sa mère, se sent, à son insu, saisi d'une émotion douce et indicible. En contemplant cette mère couvant, pour ainsi dire, de son amour cet être si tendre et si fragile, il comprend le devoir et se résigne.... Comme le bonheur se trahit sur la physionomie de cette femme, à la vue de son nourrisson reposant sur son sein!... C'est que les jouissances du cœur sont les plus raffinées de toutes et que Dieu attache à l'accomplissement de ce devoir les plus pures voluptés.

La mission de la femme, ici-bas, a été appréciée, de nos jours, de différentes manières. J'en ai entendu, les ingrates!... se plaindre du rôle subalterne qu'elles sont appelées à jouer dans la société moderne : pour ces malheureuses victimes, l'homme est un tyran, la femme, une esclave; et sur ce beau thème, la verve de nos *philanthropes* en jupons ne tarit pas.

La femme a ici-bas, dites-vous, un rôle subalterne... Quel blasphème!... D'abord, est-il, dans la création, un être qui soit plus nécessaire à l'homme?... Enfant, il lui faut le sein de sa mère; adulte, il lui faut l'amour d'une épouse; vieillard, il lui faut les consolations d'une amie : toujours et à toute heure, il lui faut une femme pour adoucir ses maux et les partager. C'est le plus inséparable compagnon d'exil que Dieu lui ait donné sur cette terre. Quelle puissance, dites-le-moi, est plus grande et plus légitime que celle-là?... Et encore, n'est-ce là que le côté purement humain de la femme?... n'y a-t-il pas un côté divin dans sa *mission?*

A une époque où chacun, s'abusant sur sa propre importance, croit avoir une mission à remplir, il est bien permis de parler de celle de la femme, qui date d'Ève, mission bien antérieure à toutes nos missions modernes.

A cet égard, qu'on me permette une digression. Si un homme, malgré ses fautes, et quelquefois par elles, est poussé par le vent de la fortune à une position inespérée, il commence par jeter un coup d'œil sur sa fortune passée, et la comparaison l'effraie !... mais peu à peu son amour-propre reprend le dessus. Cet homme, alors, attribue à sa valeur personnelle ce qui n'est dû souvent qu'à un concours particulier de circonstances avantageuses. Il s'enhardit dans cette idée, et en arrive à croire qu'il a une mission à remplir. Fort de cette prétention, il marche résolument sur le terrain de ses illusions, jusqu'à ce qu'une chute honteuse le ramène aux *carrières* dont il n'aurait jamais dû sortir. Le sage n'a ni de ces élévations subites, ni de ces chutes méritées ; il assiste, comme l'homme d'Horace, *impavidus*, à toutes les bascules de la fortune, et quand il a bien médité sur la folie des hommes et sur l'instabilité des choses humaines, il rentre chez lui et va cultiver son jardin, quand il en a un, comme Candide.

Je dois ici, une fois pour toutes, avertir mes lectrices que je me réserve la liberté de faire quelques digressions. Je n'ai point la prétention de composer un traité dogmatique, le plus souvent ennuyeux pour les gens du monde. La fable, qui peignait la Vérité nue, avait eu le soin de la placer au fond d'un puits. Pour moi, je l'aime mieux voilée et à sa place dans le monde. L'essentiel est de l'habiller avec grâce : elle en fera plus de conquêtes.

Je reviens à la femme, ou plutôt à la mère..... Une mère..... il y a tout un monde de choses saintes dans ce mot. Une mère..... que chacun consulte son cœur et le laisse répondre !...

La véritable mission de la femme est de continuer l'œuvre du créateur. N'est-ce pas dans son sein que se forme, s'organise et se développe cet être si faible et si dépendant, qui plus tard affectera tant d'orgueil et d'ingratitude?... Pendant neuf mois elle le couve dans ses entrailles et le fait vivre de sa chaleur et de sa vie!... à peine est-il détaché de son sein, au milieu d'horribles souffrances, que le premier cri du nouveau-né efface toutes ses douleurs; elle s'oublie elle-même pour ne songer qu'à l'être débile auquel elle vient de donner naissance; elle sent avec bonheur monter dans ses mamelles cette liqueur bienfaisante que la nature a si admirablement appropriée au besoin de son nourrisson..... Après l'avoir nourri de son sang, elle le nourrit de son lait..... réciprocité touchante et sublime, où l'un donne toute sa vie, tout son cœur, toute son âme, et où l'autre doit tout son amour, toute sa reconnaissance, tout son respect!...

En est-il toujours ainsi? — Non; mais ne voyons que ce que Dieu a fait et non ce que les hommes ont su faire.

L'homme doit donc tout à la femme, la vie physique et même la vie morale, car c'est elle qui fournit les premiers aliments à son cœur et à son intelligence. Ce rôle est assez beau, ce me semble; et si, trop souvent, après tant de services, de dévouement et d'abnégation, nos mères ne récoltent que de l'ingratitude, elles s'en doivent consoler en pensant que, vu les faiblesses de notre nature, ceux qui, ici-bas, sèment le plus de bienfaits, sont ceux qui font le plus d'ingrats.

Restez donc, femmes, ce que le créateur vous a faites. Remplissez dignement votre mission sur cette terre, et vous serez bénies; car vous êtes les anges mortels que Dieu nous a donnés dans ce court pèlerinage!...

Ce qu'une mère prise avant tout, c'est la bonne constitution de son nourrisson. Toutes les femmes sont un peu comme Cornélie, la mère des Gracques; leurs bijoux les plus précieux sont leurs enfants; elles brillent dans leur esprit, dans leur gentillesse, et surtout dans leur santé.

Y a-t-il au monde un drame plus émouvant que celui d'une pauvre mère, aspirant jour par jour, heure par heure, seconde par seconde, avec la fébrile espérance du désespoir, la lente agonie de l'être qui, d'après les lois naturelles ordinaires, doit lui fermer les yeux? J'ai assisté à de bien cruels martyres, j'ai été le confident de bien des douleurs de ce genre. Témoin trop souvent impuissant, j'ai profondément gémi sur ces sanglantes misères de l'humanité qui semblent, si l'on y réfléchit légèrement, accuser la providence du créateur.

Il est évidemment des êtres qui apportent en naissant le principe d'une destruction prématurée. Certains boutons meurent avant d'avoir pu fleurir. Ce qu'il y a de plus remarquable, c'est que ces individus, voués à une mort précoce, sont le plus souvent des natures privilégiées. De là, sans doute, est venu ce dicton vulgaire : « Cet enfant ne vivra pas, il a trop d'esprit. » La vérité de cet adage est fondée sur une cruelle expérience.

D'où vient cette étrange anomalie?... est-elle dans les desseins du créateur?... Cela n'est pas probable. Tient-elle, au contraire, à des causes purement humaines?... Je vais essayer d'éclairer cette question. Tout le monde comprendra comment elle touche de près à mon sujet.

Quand on réfléchit sérieusement à ce mécanisme mystérieux à l'aide duquel la vie se transmet, on reste grandement étonné du merveilleux fonctionnement de ce mécanisme. Tout d'abord, on peut remarquer que, dans cette immense évolution de germes, les aberrations du principe générateur (monstruosités, vices de conformation, etc.) sont relativement fort rares, malgré toutes les causes perturbatrices qui peuvent agir sur lui.

Dieu, en créant l'homme, — autant qu'on peut, sans blasphème, interpréter les desseins de son infinie sagesse, — s'est plus préoccupé de l'espèce que de l'individu. L'Intelligence suprême a voulu, à l'aide d'êtres mortels, rendre immortel ce principe de vie qui doit être une portion de son essence et dont elle a doté le premier homme. L'homme est le moyen, l'humanité le but. L'homme a le dépôt de ce principe de vie, il a pour mission de le transmettre.

Cette mission accomplie, il vit encore quelque temps, puis il meurt. Ainsi, philosophiquement parlant, la mort n'existe pas, le principe de vie est immortel : les formes seules chargées de le transmettre disparaissent.

Contentons-nous de ce rôle et répondons comme Paracelse à ces esprits inquiets, qui, mécontents de leur existence éphémère, demandent pourquoi Dieu n'a pas créé l'homme immortel. « Si l'homme eût été créé immortel, » répondait-il, « il eût été déshérité de l'amour, qui le perpétue. » Cette réponse n'est pas aussi badine qu'elle pourrait le sembler à des esprits superficiels.

En conséquence, l'un des devoirs les plus sérieux qui incombent à l'homme, c'est la reproduction de son espèce. Dans notre société, telle que l'ont constituée les progrès de ce que nous appelons la Civilisation, le mariage est le seul moyen légal et, par conséquent, légitime de satisfaire à ce besoin de reproduction, que la souveraine sagesse a si profondément inscrit au cœur de toutes les créatures.

Or, comment s'accomplit de nos jours ce devoir si important, si impérieux, si nécessaire au bonheur des individus, comme à celui des sociétés?

Je crains bien ici d'imiter la voix qui retentit dans le désert. Qu'importe?... Il appartient à la médecine d'éclairer les hommes sur leurs devoirs et sur leurs véritables intérêts. C'est une noble tâche à laquelle elle ne peut ni ne doit faillir : *Principiis obsta, sero medicina paratur.*

Mais avant d'aborder la question du mariage, ne serait-il pas nécessaire de s'enquérir si l'éducation que nous donnons à nos enfants les prépare convenablement à ce grand et sérieux acte qui a pour but la reproduction de notre espèce. Je ne puis mieux faire que de répéter ici ce que je disais, en 1844, dans une étude sur les affections scrofuleuses.

« A peine les enfants ont-ils la con-
« science de leur existence, à peine com-
« mencent-ils à établir des relations sui-
« vies avec le monde extérieur, que déjà
« ils ont contracté la fâcheuse habitude de
« l'onanisme, le vice le plus honteux et le
« plus dégradant que je connaisse. Ils s'y
« livrent avec un acharnement furieux, et,
« non contents de s'épuiser eux-mêmes,
« ils convoquent à cet infâme plaisir ceux
« de leurs camarades qui sont assez heu-
« reux pour l'ignorer. Qu'on ne nous dise
« pas que nous exagérons la vérité !... Ce
« vice est plus commun qu'on ne le pense ;

« il est pour ainsi dire endémique dans les « colléges. Non-seulement il dégrade et « abrutit le physique, mais même il dé- « grade et anéantit les plus nobles facultés « de l'intelligence. Combien de sujets qui, « dans leur enfance, annonçaient de l'es- « prit, deviennent à un âge plus avancé de « véritables brutes, qui n'obéissent qu'aux « instincts matériels? Comment veut-on « que de pareils êtres, quand ils vivent « assez pour se marier, donnent naissance « à des enfants bien constitués?

« Quant à ceux qui n'ont pas poussé « aussi loin le vice honteux de l'onanisme, « ils se livrent aux jouissances vénériennes « longtemps avant que l'organisme ait « acquis son complet développement. Ils « s'épuisent alors qu'ils auraient besoin de « réparation. Trop jeunes et surtout trop « peu prémunis par leur éducation contre

« les dangers qui les environnent, ils « s'abandonnent aux courtisanes, dans les « bras desquelles ils s'inoculent si souvent « le virus syphilitique, qui est le point de « départ d'accidents si variés et si fâcheux. « Vieux à vingt ans, ils sont dégoûtés de « la vie et se marient par distraction..... « Que peut-il résulter d'accouplements « pareils, si ce n'est des produits viciés, « scrofuleux? N'est-ce pas là ce que nous « observons tous les jours? Est-il étonnant « de voir tant d'enfants faibles, malingres, « malsains? Que voulez-vous demander à « des parents épuisés, qui ont bu jusqu'à « la lie le calice des plus sales voluptés? »

Ce tableau a été tracé il y a plus de douze ans. Il est ressemblant, à part quelques traits peut-être trop fortement accentués. En effet, si vous voulez des hommes sains et robustes, il faut suivre d'un œil jaloux les habitudes de l'enfance et de la jeunesse. L'onanisme et les prostituées sont le double et fâcheux écueil de cette période de la vie. A quoi sert-il de le cacher, aux mères surtout, qui, par le séduisant prestige de leur affection, peuvent seules arrêter leurs fils sur la pente rapide où les entraînent leurs instincts et le mauvais exemple?

Que résulte-t-il de ces considérations?... C'est que l'éducation physique et morale de la jeunesse doit être surveillée avec le plus grand soin. Par la première, on corrobore la constitution et on rend les hommes vigoureux; par la seconde, on les préserve de la corruption qui est l'une des causes les plus énergiques de la dégradation de l'espèce. Mères de famille, soignez le moral de vos enfants, inspirez-leur l'horreur de l'onanisme et de cette volupté bâtarde qui ne tend qu'à assouvir les sens. Préservez-les de tous les écueils de notre société dépravée, en développant leur cœur et leur intelligence, en leur inspirant l'amour du distingué, du bon, du beau. Vous en ferez alors des hommes capables de se reproduire, qui n'auront pas amoindri leurs facultés procréatrices par des jouissances anticipées ou des maladies plus terribles encore.

Est-ce à dire pour cela que je veuille sevrer *le jeune homme fait* de tous les plaisirs de son âge? Telle n'est point ma pensée. Je vais l'exposer en deux mots, quand bien même des esprits timorés devraient y donner une fausse interprétation. Si la débauche dégrade et abrutit l'homme, l'amour le relève et le rend meilleur. Les mères véritablement femmes me comprendront ; cela me suffit.

La raison peut-être pour laquelle tant

de jeunes gens, et ce sont presque toujours ceux qui appartiennent aux familles les plus distinguées, tant de jeunes gens, dis-je, dépensent toute leur jeunesse en sottises et en débauches, c'est qu'ils sont inoccupés. Dans un certain monde, il est convenu que, lorsqu'on a de la fortune, les héritiers de cette fortune se mésallieraient en quelque sorte s'il leur fallait dépenser pour le bien public leur activité et la part d'intelligence que Dieu leur a départie. C'est là une grossière et fâcheuse erreur. Dans notre société de fourmis, il n'y a plus place pour les cigales. Tout homme doit compter par sa valeur physique, morale ou intellectuelle. Autrement, c'est un parasite honteux que la position élevée qu'il peut occuper sert à stigmatiser davantage. Les oisifs sont le fléau des sociétés. Si vous voulez que vos enfants soient moraux, utiles et considérés, occupez-les n'importe comment. Ceux qui ne font rien, font inévitablement des sottises, soyez-en convaincus.

A ce propos, j'entends dire tous les jours : « L'aristocratie se meurt, » et les sots applaudissent. Non vraiment. L'aristocratie se régénère, et c'est tout. La société, considérez-la à quelque point de vue que vous voudrez, doit avoir une tête. Or, pour que cette tête soit puissante et respectée, il faut qu'elle soit respectable. L'action, la moralité, l'intelligence, tels sont, de nos jours, les éléments constitutifs de l'aristocratie; c'est fâcheux, sans doute, pour certaines prétentions, mais c'est un niveau nécessaire sous lequel il faut, sous peine d'abdication, que toutes les têtes se courbent.

Quelques personnes trouveront peut-être que tout ceci est en dehors de mon sujet. Point, ne leur en déplaise. Mon but est l'hygiène du nouveau-né et de l'enfant à la mamelle; c'est vrai; mais par cela même que je porte intérêt à ces petits êtres qui seront plus tard des hommes, je dois préalablement m'occuper des conditions dans lesquelles ils naissent. Il est étonnant que les hommes se préoccupent moins de leur espèce que de celle de leurs chevaux, par exemple. Veulent-ils de beaux produits? ils accouplent de belles espèces, c'est tout simple. S'agit-il d'eux? ce n'est plus la même chose. Voyons plutôt ce qui se pratique le plus habituellement.

Quel est le seul, l'unique mobile dans cet acte si important, le mariage? c'est honteux à dire, mais c'est l'argent..... S'occupe-t-on des convenances de santé, d'âge (*), de

(*) En général, les filles se marient trop jeunes, il semble qu'on ait à cœur de s'en débarrasser vite. Pourtant, il est rare qu'elles puissent, avant vingt-

taille, etc.? allons donc, il s'agit bien de cela. On conclut un marché réciproque dans le but d'augmenter sa fortune, son bien-être, ses jouissances. Nul ne considère le mariage comme il doit l'être, c'est-à-dire comme une loi primordiale, divine, qui impose à l'homme, comme obligation essentielle, la saine reproduction de son espèce. Est-ce à cela que l'on songe, grand Dieu ! quand on fait une fin, comme on le dit de nos jours. Pourtant, s'il est une vérité, c'est celle-ci : « Les enfants sains ne peuvent naître que « de parents sains. » Toute infraction à cette règle trouve en elle-même sa punition.

Les hommes sont souvent les propres

deux ans, supporter convenablement les lourdes charges de la maternité. Quant à l'homme, c'est de trente à quarante ans qu'il procrée les enfants les plus sains et les plus vigoureux. Il ne doit pas y avoir plus de huit ans de disproportion entre son âge et celui de sa femme.

instruments de leurs misères; on ne saurait trop le leur répéter. Ainsi cet homme a mené la vie la plus orageuse; il a puisé dans les bras d'une prostituée ce virus que nous devons, dit-on, aux habitants du Nouveau-Monde. Emporté par ses passions, ou confiant en des charlatans, il ne peut ou ne sait se guérir. Que de jeunes gens sont dans ce cas!... Épuisé et fourbu, il se marie pour faire comme tout le monde..... Si ses enfants portent le cachet de la débauche de leur père, à qui la faute?

Voyez ce jeune homme robuste et né de parents sains; il a su échapper à tous les piéges tendus à son inexpérience; il songe à se marier. Que cherche-t-il avant tout, bien conseillé par ses parents qui sont positifs? — La fortune. — Elle se présente à lui sous les traits d'une jeune personne faible, délicate, toussant un peu et née d'une mère phthisique. « Fuyez, lui dit la science, « le bonheur n'est point dans l'ar-« gent. On se marie pour avoir de beaux « enfants qui vous ferment les yeux. Ré-« fléchissez-y bien, tandis qu'il en est « temps encore. Vous vous préparez bien « des chagrins, bien des deuils ! »... L'intérêt l'emporte : le mariage s'accomplit. Ce malheureux voit succomber l'un après l'autre tous ses enfants atteints d'un vice héréditaire..... A qui la faute encore ?

Je pourrais multiplier de tels exemples, je ne m'en sens pas le courage. Si les hommes avaient toujours la sagesse d'obéir aux lois naturelles, ils seraient rarement malheureux. Que les hommes intelligents, c'est pour ceux-là seuls que j'écris, cessent de considérer l'acte reproducteur comme un plaisir vulgaire, mais bien comme le plus noble et le plus important de leurs devoirs; aucun sacrifice alors ne leur coûtera pour l'accomplir.

L'homme ne vit pas seulement pour lui; il vit encore et surtout pour ses enfants. Leur bonheur est, sans contredit, son vœu le plus cher. Or, point de bonheur ici-bas sans la santé.

Les jeunes gens, emportés par leurs passions, ne voient pas toujours l'abîme où elles peuvent les entraîner; il importe de les éclairer à ce sujet. Il faut aussi qu'ils sachent que ce qu'ils doivent rechercher dans la personne appelée à partager leur existence, c'est une belle et bonne constitution. Léguez de la fortune à vos enfants, rien de mieux; mais avant toutes choses, donnez-leur la santé, qui est le bien le plus précieux.

Je m'arrête ici. Il me suffit d'avoir, d'une main hardie, soulevé un coin du voile qui recouvre certaines misères, d'avoir indiqué à quoi tient l'état maladif d'un grand nombre d'enfants, et d'avoir fait pressentir le remède.

Dans un ouvrage du caractère de celui-ci, il serait imprudent de tout dire et de descendre aux applications. La plume la plus chaste serait impuissante à traduire certains conseils, surtout en ce qui touche les rapports conjugaux. Cependant chacun comprend combien la sagesse de ces rapports peut et doit influer sur la santé des enfants!... De plus, il est des êtres déshérités qu'il serait nécessaire de condamner à un isolement cruel..... Il vaut mieux, en conséquence, formuler quelques principes généraux d'une vérité incontestable et laisser le lecteur en déduire lui-même les conséquences pratiques. Éclairez l'esprit, le cœur fera le reste.

CHAPITRE PREMIER

CHAPITRE PREMIER

Des précautions que la femme doit prendre pendant sa grossesse.

Pendant neuf mois, le fœtus fait partie intégrante de sa mère : il se développe dans son sein et n'est, pour ainsi dire, qu'un organe surajouté qui vit aux dépens de ses humeurs et de son sang. Quel lien tendre et mystérieux unit ces deux êtres, dans cette période intime d'incubation, qui constitue la vie *intra-utérine!* Aussi comprend-t-on la violence que se fait une mère pour consentir à rompre brusquement un si doux commerce et pour jeter au sein d'une étrangère l'enfant qui vient de se détacher d'elle-même?... mais n'anticipons pas sur ces idées, qui trouveront leur place au chapitre *Allaitement*.

La femme se doit à elle-même, elle doit à son mari et à l'être qu'elle porte, de prendre certaines précautions hygiéniques. Il est donc important de consigner ici quelques conseils dans l'intérêt d'un enfant qui est souvent l'avenir et l'espoir d'une famille entière.

Lorsque la femme a conçu, elle en est avertie par la disparition de ses époques et par certains phénomènes sympathiques, tels que le dégoût pour les aliments, les nausées, les vomissements, le gonflement des seins, etc.; elle évitera dès lors de se serrer, comme elle le fait d'habitude; car, de nos jours, les femmes croient assez généralement qu'on ne peut avoir une jolie taille sans être coupée en deux comme une guêpe. Les médecins ne sauraient trop protester contre une mode fâcheuse qui trouble si profondément les fonctions digestives et respiratoires, et qui a sur la santé des femmes de si déplorables résultats. Qu'elles veuillent bien jeter les yeux sur la Vénus de Milo, ce type de la beauté physique, elles pourront s'assurer qu'elle n'a pas la peau meurtrie par les baleines d'un corset!...

C'est surtout pendant la grossesse que les femmes s'épargneront ce supplice, dans leur intérêt bien entendu et dans celui de leur enfant. La taille veut être soutenue, jamais comprimée. On comprend aisément que les filles, qui n'ont pas le droit de s'avouer mères, cherchent à cacher leur faute à tous les yeux, aux dépens même de leur produit; mais celles qui sentent, avec un légitime orgueil, remuer dans leurs entrailles le fruit d'un amour permis, ne doivent rien faire pour troubler, en quoi que ce soit, l'évolution de l'être qui se forme mystérieusement dans leur sein. Qu'elles sachent qu'une pression intempestive peut solliciter avant terme les contractions utérines, ou forcer le fœtus, gêné dans ses mouvements, à prendre une position mauvaise et déterminer ainsi une parturition laborieuse et contre nature!

Quant à l'alimentation de la femme pendant la grossesse, elle sera ce qu'elle était auparavant ; il n'y faut rien changer. On pense assez communément que les femmes grosses doivent faire usage d'aliments plus recherchés et manger davantage, par la raison bien simple qu'il en faut plus pour deux que pour un. C'est là une fâcheuse erreur, qui amène chez certaines femmes une pléthore artificielle et force la médecine à intervenir plutôt contre l'abus du régime que contre la grossesse elle-même. On ne saurait trop le répéter : la grossesse est une fonction normale qui, dans l'immense majorité des cas, s'accomplit normalement. Le dégoût pour les aliments, les nausées, les vomissements, prouvent que les femmes ont plutôt à restreindre qu'à augmenter leur alimentation. L'enfant trouve toujours de quoi se nourrir. J'ai souvent vu des femmes, affectées de vomissements incessants, obligées par conséquent de se contenter de fort peu d'aliments, et de fort légers, donner le jour à des enfants bien nourris. J'en conclus qu'une grande sobriété est indispensable aux femmes enceintes.

Un exercice modéré est aussi nécessaire ; les humeurs de la mère, épurées par une légère agitation du corps, seront plus saines pour l'enfant. Mais si l'exercice pris dans de certaines limites est favorable aux mères et aux enfants, celles-ci éviteront les courses, les sauts, la danse, les promenades à cheval ou dans une voiture mal suspendue, enfin tous les mouvements violents qui peuvent ébranler les viscères et provoquer l'avortement. On m'objectera, je le sais, qu'un certain nombre de femmes dansent, valsent ou polkent toute la nuit; qu'elles font de longues courses à cheval, au galop même, et qu'elles amènent, malgré tout, leur grossesse à bien. Je réponds à cela qu'une telle immunité n'est point une excuse, et qu'une femme qui compromet si légèrement et pour des motifs si futiles l'existence de son enfant, est coupable devant Dieu et devant les hommes.

Il est un excès contraire qui, s'il n'est

pas aussi blâmable, n'en a pas moins des résultats mauvais. Je veux parler de ces femmes énervées pour qui tout mouvement est pénible, toute digestion fébrile, et qui passent sur une chaise longue tout le temps de leur grossesse. En laissant ainsi croupir leurs humeurs dans l'inaction, elles leur communiquent des qualités vicieuses qui sont inévitablement transmises à l'enfant; c'est la plus déplorable pratique que je connaisse.

Les soins du corps sont indispensables. Les bains sont un adjuvant utile pendant la grossesse.

Les femmes chercheront aussi à s'occuper. L'un des plus grands bienfaits d'une occupation quelconque, est de soustraire le cœur et l'imagination à l'influence des passions. Elles s'exaltent et fermentent, surtout dans l'oisiveté et dans l'ennui de la solitude. Les émotions vives, d'autant plus dangereuses qu'elles sont concentrées, peuvent avoir sur l'utérus une influence marquée et devenir une cause puissante d'avortement ; il faut encore soigneusement éviter les excitations érotiques répétées.

On a dit que l'état moral de la femme, soit au moment de la conception, soit dans le cours de la grossesse, pouvait influer directement sur l'état moral et physique de l'enfant. Je ne sais jusqu'à quel point cette observation est juste, mais il est prudent d'en tenir compte. Ainsi tout le monde connaît l'histoire de cette femme qui, ayant vu rouer un criminel, en fut si terriblement impressionnée qu'elle accoucha d'un enfant dont les membres étaient rompus aux mêmes endroits. Peut-être l'imagination s'est-elle chargée d'embellir ce fait?

On a cru remarquer aussi que les enfants

illégitimes sont plus sagaces et plus spirituels que les autres. Les savants ont cherché à expliquer ce fait. Que n'expliquent-ils pas, les savants?... D'après M. Le Camus, l'auteur de la *Médecine de l'Esprit*, lequel, si l'on en croit Voltaire, n'en aurait mis que dans le titre de son ouvrage, « les enfants « illégitimes doivent le jour à un amour « industrieux. L'esprit des parents, conti- « nuellement aiguisé par des ruses néces- « saires à une tendresse traversée par des « obstacles continuels, exercé par les arti- « fices propres à tromper la jalousie d'un « mari ou la vigilance d'une mère, éclairé « par le besoin de dérober à l'opinion pu- « blique des plaisirs qu'elle condamne, doit « nécessairement transmettre aux enfants « qui en proviennent une grande partie « des talents auxquels ils doivent le jour; « au lieu que les enfants nés dans l'indolente

« sécurité d'un amour permis, doivent « nécessairement se ressentir de cette « espèce d'abandon, de cette inertie avec « laquelle on leur a donné l'être. »

Je laisse à l'auteur de la *Médecine de l'Esprit* l'entière responsabilité de ces appréciations.

Quant aux *envies* de la mère, qui, si elles ne sont pas satisfaites, auraient une fâcheuse influence sur le fœtus, nul ne croit plus à notre époque les fables qui se sont débitées et qui se débitent encore à ce sujet. *Les taches de vin, de café, etc.*, sont des vices de conformation et ne sont nullement dus à l'imagination de la mère. Si ces envies sont raisonnables, rien n'empêche d'y condescendre; mais si elles sont absurdes, exagérées, tyranniques, on peut y résister sans danger pour l'enfant.

CHAPITRE II

CHAPITRE II

Des soins à donner au nouveau-né immédiatement après la naissance.

Ces premiers soins regardent habituellement l'accoucheur ou la sage-femme. Ils consistent : 1° à lier et à couper le cordon ombilical; 2° à laver le nouveau-né et à le débarrasser de cette matière grasse, onctueuse, plus ou moins épaisse, plus ou moins adhérente, qui sert évidemment à faciliter le glissement du fœtus à travers les parties distendues de la mère, et peut-être à lui rendre moins sensible la brusque impression du milieu dans lequel il est appelé à vivre; 3° à faire la première toilette du nouveau-né.

Je n'insisterais pas sur ces premiers soins, si une personne de l'art était toujours présente lors de l'expulsion de l'enfant; mais certaines femmes accouchent avec tant de facilité et si rapidement, que toutes les prévisions habituelles se trouvent déconcertées. Alors toutes les personnes présentes perdent la tête; chacun s'agite sans rien faire. Il est important de vulgariser en quelque sorte les connaissances nécessaires en de telles circonstances.

A notre époque, disons-le, on s'exagère beaucoup l'importance d'un chirurgien dans les accouchements *naturels* (*), c'est à

(*) Certains accoucheurs contribuent à vicier sur ce sujet les idées du peuple. Se croyant sans aucun doute indispensables, ils se mettent sans façon au lieu et place de la nature, et suppriment de leur

peine si l'on est rassuré par la présence d'une sage-femme. Je ne sais si la science y gagne, mais à coup sûr la pudeur y perd beaucoup. Les Grecs étaient mieux avisés que nous. Le nom qu'ils donnaient à leurs sages-femmes, Ὀμφαλοτόμοι (coupeuses de cordon), indique assez le rôle modeste auquel ils les condamnaient, à juste titre, dans la plupart des cas.

Qu'y a-t-il donc à faire? La première femme venue ne peut-elle, dans certains cas exceptionnels, suppléer l'accoucheur, lorsqu'il n'est pas arrivé en temps utile auprès de la patiente?

Presque toujours, lorsque l'utérus,

autorité privée les accouchements naturels. Le forceps pour eux est la règle. Il en est, que je devrais nommer, car il est du devoir d'un honnête homme de stigmatiser une pareille conduite, qui, sur cent accouchements, appliquent le forceps 90 fois. Dieu

fortement contracté, expulse si rapidement le produit de la conception, le fœtus est complètement dégagé du conduit vulvaire; il séjourne entre les cuisses de la mère, au milieu des liquides de toute nature, produits par le mécanisme de l'accouchement. Il est urgent de l'enlever à ce milieu, surtout s'il a le visage en contact avec ces liquides. J'ai toujours présent à la mémoire un malheureux enfant, fort et bien constitué, né à terme dans de pareilles circonstances. Les assistants bouleversés le laissèrent quelques minutes à peine la bouche et le nez plongés dans les lochies de la mère; il jeta le cri,

sait les désordres qu'entraîne une pareille méthode. J'ai à cet égard des faits intéressants que je publierai plus tard. Ce qu'il y a de malheureux pour le moment, c'est que les femmes du peuple, habituées à une si brutale intervention, taxent d'ignorance la pratique éclairée qui sait attendre.

puis bientôt fut asphyxié. Rien ne put le rappeler à la vie.

Il faut donc le plus tôt possible soulever le nouveau-né, le débarrasser avec précaution du cordon ombilical, s'il est enroulé autour du col; le placer sur le côté, en le laissant en communication avec la mère, et enfin le frictionner doucement sur la poitrine, s'il tardait à jeter le cri. Dans cette position, il peut attendre sans danger l'arrivée d'une personne de l'art.

Si cette personne tardait trop longtemps, il ne faudrait pas hésiter à prendre un fil solide, à soulever le cordon, et après avoir exprimé la sérosité qu'il peut contenir, à le lier à trois pouces environ de l'ombilic de l'enfant, et à le couper ensuite à deux pouces au delà, du côté de la mère.

Il peut arriver aussi que la matrice, après avoir, dans un suprême effort, expulsé la tête du fœtus, tombe, pour ainsi dire, dans l'inertie : les contractions cessent; la femme, surprise et épuisée, se trouve dans l'impossibilité de chasser elle-même le reste du corps... Si cette inertie dure longtemps, la vie du nouveau-né peut être gravement compromise. On doit jeter un linge sec sur l'occiput de l'enfant, le saisir sans crainte, le dégager par de douces tractions et agir ensuite comme dans le cas précédent.

Ces préliminaires accomplis, l'enfant est reçu sur une serviette chauffée et placé sur les genoux d'une personne assise à quelque distance d'un feu qui pétille doucement dans l'âtre. On procède alors à l'ablution du nouveau-né. Pour ce faire, il est plongé dans un grand plat ou dans une petite baignoire remplie d'eau de son ou de toute décoction mucilagineuse. Cette eau sera tiède, à la température du sang. L'enfant est lavé soigneusement avec une éponge douce et fine, et débarrassé de la matière grasse dont son corps est enduit. Si l'eau de son ne suffit pas, l'huile d'olives ou d'amandes douces est employée avec avantage pour faire disparaître cette couche graisseuse, souvent fort tenace dans certaines parties. Ensuite, après avoir convenablement séché le corps du nouveau-né avec des linges chauds et mollets, il convient de l'habiller. (Voyez le chapitre *Habillement.*)

Dans quelques circonstances, surtout chez les primipares, lorsque la tête du fœtus, longtemps au passage, se moule en quelque sorte sur les parties étroites de la mère, le crâne présente une conformation irrégulière, bosselée, due à la compression du cuir chevelu. Cette disposition inquiète beaucoup les mères. Est-il nécessaire,

4

comme le font certaines sages-femmes et même certains accoucheurs, de pétrir la tête du nouveau-né pour la ramener à ses conditions normales ?— Non ; cette pratique est inutile et même dangereuse, à cause des fontanelles et de l'exquise sensibilité de la pulpe cérébrale. Les parents doivent s'opposer à de telles manœuvres, s'ils les voient mettre en pratique. Ces bosselures, en effet, disparaissent d'elles-mêmes au bout d'un certain temps.

CHAPITRE III

CHAPITRE III

De l'habillement des enfants.

Il n'est plus nécessaire, aujourd'hui, de combattre l'usage du maillot, tel qu'on le confectionnait jadis. La plume élégante de Jean-Jacques a fait justice de la singulière habitude qu'on avait d'emprisonner le nouveau-né dans un drap, les jambes allongées, les bras fixés le long du corps, la tête attachée sur le devant de la poitrine, et d'en faire ainsi un tout bien solide, qu'on condamnait à l'immobilité.

Un chose bien remarquable, c'est que

Rousseau se soit fait le champion des jeunes enfants. Ainsi, en même temps qu'il combat le supplice du maillot, il flétrit avec énergie la coupable indolence des femmes qui négligent de nourrir. Il semble qu'en agissant ainsi, ce grand écrivain ait voulu se faire pardonner par la postérité le lâche abandon qu'il a fait de ses enfants. Tant il est vrai que l'homme, quel que soit son génie, est trop souvent un tissu de contradictions !

Aujourd'hui, l'habillement du nouveau-né est basé sur ce principe, qu'il faut le garantir du froid et des influences du dehors, sans entraver la liberté de ses mouvements. Il suffit qu'un vêtement soit chaud, souple, médiocrement serré, qu'il laisse l'enfant à l'aise et permette quelques mouvements, qu'il ne gêne ni la respiration, ni la circulation, et qu'il soit facilement perméable à l'urine. Le reste, c'est-à-dire, la forme, la nature et même la mode du vêtement, est assez indifférent. Les Anglais se servent d'une longue robe, ou d'un grand sac de flanelle dans lequel l'enfant est enveloppé tout entier. En France, on a adopté un autre système d'habillement ; je vais le décrire en peu de mots.

Les pièces d'habillement se composent d'un ou de plusieurs bonnets, d'une chemise, d'une brassière, de couches et de langes. On commence par couvrir la tête du nouveau-né ; il ne faut pas comprimer cette partie, ni étrangler le col avec les brides du bonnet. On passe ensuite la chemise ; cette opération, qui paraît si simple, n'est pas toujours aussi facile qu'on pourrait le penser : les membres de l'enfant, habitués à une flexion continue dans le ventre de la mère, s'étendent difficilement ; la délicatesse du bras, souvent humide et enduit de matière grasse, empêche de le saisir aisément; il convient d'introduire d'avance la chemise dans la brassière, de manière à n'en faire qu'un seul vêtement, et d'en favoriser l'introduction en enveloppant le bras de l'enfant avec une bande de linge ou du papier fin et glacé.

Une fois la chemise et la brassière introduites et fixées par derrière, la nourrice place le dos de l'enfant sur une couche de toile recouvrant immédiatement des langes de coton ou de toile, suivant la saison. Ces pièces de toilette sont fixées à la partie moyenne du corps. La couche entoure les jambes et sert à les isoler par sa partie inférieure qu'on ramène entre les genoux de l'enfant. Les langes enveloppent le tout; et comme ils dépassent de beaucoup la longueur du corps du nouveau-né, on les relève en les étendant pour recouvrir de nouveau la portion inférieure du tronc.

Toutes ces parties de l'habillement seront fort peu serrées et fixées au moyen de cordons assez larges pour ne pas former corde. Si on se sert d'épingles, il faut les placer avec la plus grande précaution, car des accidents terribles ont été produits par ces instruments détachés ou maladroitement placés.

Underwood raconte l'histoire d'un enfant qui, après des cris continuels, tomba dans des convulsions, dont le médecin appelé ne put déterminer la cause qu'après la mort. En ôtant le bonnet qui avait été laissé sur la tête de l'enfant pendant sa maladie, on découvrit une petite épingle fichée dans la grande fontanelle. Cet enfant avait été victime d'une négligence impardonnable. M. Gauthier de Claubry rapporte un fait du même genre ; seulement, l'épingle avait pénétré dans l'abdomen. Un de mes amis, le docteur Bouchut, qui a fait un excellent traité des maladies des nouveau-nés, dans lequel il s'occupe de l'hygiène de la première enfance, cite un enfant dont la peau du dos fut traversée de part en part par une épingle, ainsi que la chemise et la brassière. Cet infortuné poussait des cris horribles; il resta trois heures dans cette position et fut pris d'une convulsion assez forte. Ce fut en le déshabillant qu'on découvrit la cause de l'accident. Ce fait est moins malheureux que les deux autres, mais tous portent avec eux le même enseignement, et doivent engager les mères prudentes à renoncer aux épingles. Aussi, quand un enfant crie avec obstination, convient-il de le déshabiller sur-le-champ, afin de s'assurer si un de ces instruments égarés n'est pas la cause déterminante de sa souffrance et de ses cris.

Avant d'achever de vêtir l'enfant, mais après lui avoir couvert la tête et la poitrine, pour le garantir du froid, il faut envelopper le cordon ombilical dans une compresse mince et fendue, la placer vers la partie supérieure et latérale gauche du ventre, appliquer sur l'ombilic une autre compresse un peu plus épaisse, et recouvrir le tout avec un bandage de corps médiocrement serré.

Quand le cordon est tombé, ce qui arrive vers le cinquième ou le sixième jour, il est prudent de continuer l'usage de la compresse et du bandage du corps pendant quelques jours, surtout si l'anneau ombilical est encore très-dilaté, et à plus forte raison, si l'ombilic est saillant et disposé à la hernie. La compresse mise sur l'ombilic doit être bien sèche, car toute humidité est nuisible sur la peau si délicate du nouveau-né. Quand il existe encore un léger suintement, on prévient l'adhésion de la compresse en saupoudrant légèrement l'ombilic avec de la poudre de riz ou de lycopode. C'est un bon moyen d'éviter les suppurations du nombril, qui sont quelquefois fort longues.

Malgré toute l'attention et toute l'adresse avec laquelle on a fait la ligature du cordon ombilical, il arrive quelquefois que cette ligature se relâche, et qu'une hémorrhagie plus ou moins dangereuse se déclare. On s'aperçoit de cette complication en déshabillant le nouveau-né. La personne présente ne doit point hésiter à serrer fortement le cordon entre ses doigts pour arrêter l'écoulement du sang, et à l'étrangler vigoureusement avec un fil solide.

Habituez de bonne heure vos enfants à avoir la tête peu couverte ; vous éviterez ainsi l'afflux des fluides, qui ont une grande tendance à se porter vers cette partie dans le premier âge. Le reste du corps ne doit pas être non plus trop couvert. Cette mauvaise habitude détermine des transpirations forcées et abondantes, des éruptions sudorales, et des démangeaisons souvent fort pénibles.

La mode, qui prétend tout diriger en France, même l'hygiène, a pris, dans ces derniers temps, sous son capricieux patronage, un tissu dont on a fait un étrange abus : je veux parler de la flanelle immédiatement appliquée sur la peau. Il semblait que la vie fût impossible sans cet indispensable auxiliaire. Cet engouement commence un peu à tomber, mais cependant il existe encore. Beaucoup de mères, non contentes de se soumettre à ce tyrannique usage, y veulent encore condamner leurs enfants dès l'âge le plus tendre. C'est un grand abus, contre lequel on ne saurait trop protester. L'usage de la flanelle sur la peau est une habitude fâcheuse qui, loin de garantir des intempéries atmosphériques celui qui y est soumis, le rend encore plus impressionnable. Demandez aux personnes qui en sont doublées, si elles enrhument moins que les autres!... Fortifiez la peau de vos enfants par tous lès moyens qu'une sage hygiène met à votre disposition : cela vaudra mieux que de la couvrir de flanelle.

Au troisième mois de la vie, ou plus tard suivant le temps et la force de l'enfant, on remplace le maillot, pendant le jour seulement, par une robe longue, aisée, d'une étoffe appropriée à la température, fendue par derrière et attachée avec des rubans; il est bon de le garnir alors pour éviter la souillure de ses évacuations.

Quand l'enfant est assez fort pour marcher seul, on lui donne une robe courte, des bas de laine ou de coton suivant la saison. On le chausse avec des souliers ou des sabots. Ceux-ci sont préférables l'hiver, ils tiennent le pied plus chaud. Quand on a la précaution de les faire garnir de cuir, de manière à ce qu'ils embrassent étroitement le cou-de-pied, ils soutiennent bien la jambe et ne la laissent pas vaciller, comme on le leur a reproché. Ils n'ont qu'un inconvénient, c'est le bruit insupportable qu'ils causent par le piétinement incessant de l'enfant.

A cette époque, quoi qu'on en ait dit, il est sage d'armer sa tête d'un bourrelet fait avec des tiges de baleine flexibles, qui constituent une coiffure fraîche, aérée, légère et pourtant résistante, et servent en même temps à préserver sa tête contre les chutes continuelles auxquelles l'expose sa marche si incertaine. On vend de nos jours des bourrelets fort coquets et fort élégants, mais qui cèdent au moindre choc et ne préservent rien du tout. Il ne faudrait pas que, dans des objets de cette importance, la solidité fût sacrifiée à l'élégance.

Comme il est essentiel de sortir les enfants par tous les temps, on doit, pour leurs promenades, leur couvrir la tête avec un large chapeau garni d'un voile vert. Ce voile tempère les rayons d'un soleil trop vif, en même temps qu'il préserve les yeux de l'enfant de la poussière, du givre, du vent et même de la neige.

CHAPITRE IV

CHAPITRE IV

De la nourriture des enfants.

§ I

DE L'ALLAITEMENT MATERNEL.

Le meilleur aliment pour le nouveau-né est, sans contredit, le lait de sa mère. Ce n'est pas sans doute par un luxe de précautions inutiles pour l'enfant, que la nature a mis tant de soin à préparer cette liqueur bienfaisante, appropriée à la faiblesse de ses organes et en convenance parfaite avec ses besoins : mais quand les hommes ont-ils su se conformer aux desseins de la Providence?... Le vœu le plus sacré de la nature..... ils l'ont repoussé loin d'eux, et les mères rougissent presque de se montrer mères dans toute l'acception du mot, dans toute la sainteté des devoirs que ce titre comporte : elles consentent avec une légèreté désespérante à n'être mères qu'à moitié. Le motif le plus futile suffit à certaines femmes pour abdiquer la plus noble fonction, celle de nourrice, et pour confier à des mains étrangères et mercenaires, l'être si faible qui vient de se détacher d'elles-mêmes.

Or, quelle raison allègue-t-on le plus souvent pour se soustraire à cette loi naturelle si sainte et si respectable?

La santé : Le médecin seul en est juge. Je dirai tout à l'heure les cas où une femme peut être dispensée de l'allaitement.

Les affaires : Une femme est indispensable à sa maison. Les fonctions de nourrice l'entraveraient nécessairement dans la part plus ou moins active qu'elle prend aux intérêts de son commerce, et comme, à notre époque, les intérêts matériels priment tous les autres, il n'est pas étonnant qu'on leur sacrifie l'intérêt le plus sacré de tous, celui de son enfant.

Les exigences du monde, les convenances du mari, et il faut bien l'avouer, les *fatigues* inévitablement attachées aux fonctions de nourrice :

Tels sont les motifs qui influent d'une façon plus ou moins directe sur la détermination prise par les femmes à l'époque de leur accouchement. Je vais les examiner dans ce qu'ils ont de plausible, trop heureux si je puis vaincre quelques répugnances et amener quelques femmes à remplir le plus doux des devoirs.

Tout d'abord, je dois répéter ici ce que j'ai dit dans mes prolégomènes, c'est que le mariage est un acte sérieux, qui doit être envisagé sérieusement, et dans lequel la somme des devoirs l'emporte sur celle des plaisirs. Son but unique est la reproduction de notre espèce; nous devons accepter sans réserve toutes les obligations que le Créateur nous impose à ce sujet.

J'établis en principe, que toute femme doit nourrir pourvu qu'elle n'ait aucun vice héréditaire ou acquis. Il eût mieux valu sans doute qu'une femme, dans de telles conditions, ne se mariât pas; mais le mariage une fois accompli, il faut, autant que possible, soustraire les enfants à la funeste hérédité qu'ils ont reçue de leur mère. Le seul moyen, en pareil cas, est de leur donner une nourrice vigoureuse et saine.

Ainsi donc, l'allaitement sera interdit aux femmes scrofuleuses, phthisiques, cancéreuses, syphilitiques ; à toutes celles, en un mot, qui peuvent transmettre à leurs enfants un vice acquis ou héréditaire.

Les femmes sujettes aux attaques d'hystérie s'abstiendront aussi de donner le sein. Je me fonde sur une curieuse observation de Parmentier et Deyeux. On remarquait une altération presque subite du lait qui, en moins de deux heures, perdait son opacité et devenait visqueux comme du blanc d'œuf, quand la mère qui le fournissait était en proie à des attaques hystériques.

En est-il de même des femmes simplement nerveuses et fort impressionnables? Le médecin, quand il est consulté, doit-il, comme elles le demandent trop souvent, les exempter de l'allaitement?

Je sais bien que les annales de la science fourmillent d'observations dans lesquelles les émotions vives, la frayeur, la colère, toutes les passions, en un mot, sont accusées de modifier la composition du lait, au point de le rendre nuisible au nourrisson.

Ainsi tout le monde connaît l'histoire de cette femme qui, toutes les fois qu'elle se mettait en colère et qu'elle donnait le sein à son enfant, déterminait chez ce dernier une diarrhée abondante. Comme cette colère revenait fort souvent, il en résultait que ce malheureux enfant était condamné à une diarrhée permanente. C'est fort triste et je comprends parfaitement qu'en pareille occurrence, une femme s'abstienne d'allaiter si, toutefois, elle n'aime mieux renoncer à sa colère.

Voici encore un exemple qui prouve la fâcheuse influence exercée par le même défaut sur la santé des enfants. « M. et « Mme Lev... eurent onze enfants. La mère, « sujette à se laisser emporter par la colère, « en nourrit dix, qui périrent à divers âges « de maladies de langueur; elle-même suc- « comba à une affection aiguë. Le onzième « enfant fut confié à une nourrice et jouit « toujours d'une brillante santé. » (CONTESSE, *thèses de Paris,* 1837, n° 355.)

Qui n'a pas lu le fait suivant extrait des *Annales de la littérature médicale britannique,* 1824, tome IV, et cité par M. Guérard dans son article *lait* du *Dictionnaire de médecine* en 30 volumes : « Une nour- « rice, encore émue du danger que venait « de courir son mari, dans une querelle « avec un soldat, qui avait tiré le sabre « contre lui et auquel elle avait arraché

« cette arme, présente le sein à son enfant « âgé de onze mois et bien portant. L'en- « fant le prend, puis le quitte bientôt ; il « meurt en quelques instants. »

Le docteur Bouchut parle d'une jeune femme fort lascive, qui voyait son enfant qu'elle allaitait tomber dans de violents mouvements convulsifs, lorsqu'elle s'était livrée au coït.

Ces faits et quelques autres encore que tous les auteurs se plaisent à répéter les uns après les autres, pour démontrer l'influence du moral sur le physique, ne me semblent pas suffisants pour exonérer les femmes nerveuses et impressionnables du devoir de l'allaitement. D'abord, que sont ces quelques faits exceptionnels en présence des milliers de femmes qui nourrissent !... La nature n'a rien fait en vain : en soustrayant la vie organique à l'empire de la volonté, elle a voulu que, dans l'immense majorité des cas, cette vie fût, jusqu'à un certain point, indépendante des émotions vives et des passions. Elles peuvent bien agiter un peu l'organisme à sa surface, mais elles sont impuissantes à l'enrayer absolument dans sa marche physiologique.

Sans doute, un fait, comme celui de cet enfant mort immédiatement après avoir tété sa nourrice en proie à une violente émotion, est fort grave ; mais il est unique dans la science, et peut-être aurait-il besoin d'une sérieuse vérification..... Les médecins, eux aussi, se laissent envahir par l'amour du merveilleux !... Il faut seulement en tirer cette conclusion pratique, que les nourrices doivent s'abstenir de donner le sein à leur enfant à la suite d'une violente émotion.

Quant à ces deux observations relatives,

la première à cette femme dont la colère purgeait constamment son nourrisson, et la seconde à cette malheureuse Mme Lev..., qui fut cruellement punie de son défaut par la mort de dix de ses enfants, j'avoue que de tels exemples seraient bons à quelque chose s'ils pouvaient guérir de ce vice honteux les femmes assez faibles pour s'y laisser entraîner. Une femme colère est quelque chose de hideux qui n'a de nom dans aucune langue humaine.

J'allais oublier cette femme qui donnait des convulsions à son enfant toutes les fois qu'elle se livrait au coït. Ici, le remède était, à mon sens, facile à trouver. Si cette mère s'est complue à renouveler plusieurs fois l'expérience, cela tendrait à prouver qu'elle comprenait fort mal les devoirs de la maternité, et qu'elle préférait ses plaisirs à la santé de son nourrisson. Je n'aurais pas rappelé ce fait pour lui-même, mais parce qu'on pourrait s'en prévaloir pour interdire à la femme tout rapprochement sexuel pendant l'allaitement. Cette interdiction serait évidemment trop sévère, aurait des conséquences fâcheuses et viendrait, du reste, échouer contre l'expérience de tous les jours. Je dirai tout à l'heure ce qu'il convient de faire à cet égard.

Dans notre société tourmentée, la mobilité nerveuse semble l'état constitutionnel de la plupart des femmes.

Qu'entend-on par mobilité nerveuse? En voici le tableau tracé de main de maître :

« Impressionnabilité soudaine et sans « cesse renaissante du centre épigastrique, « anxiétés précordiales, bouffées de cha- « leur au visage, tressaillement involon- « taire à la plus légère surprise ; une porte « qui se ferme, un attouchement inattendu

« sont la cause de ces émotions dispropor-
« tionnées. Des frayeurs paniques, des
« susceptibilités vaines et déraisonnables,
« des pleurs pour rien, une pusillanimité
« excessive, une influence démesurée cau-
« sée par la plus faible décharge électrique
« de l'atmosphère, un effroi qui va jusqu'à
« la syncope, produit par la crainte du
« tonnerre et de l'orage, tels sont les ca-
« ractères de la mobilité nerveuse. »

(TROUSSEAU et PIDOUX, *Traité de thérapeutique.*)

Eh bien ! quelle est celle des gracieuses jeunes femmes qui me font l'honneur de me lire, qui n'éprouve plusieurs fois par jour quelques-uns de ces symptômes?

N'allez pas croire que cet état nerveux ne se rencontre que chez les femmes distinguées, qui y sont trop prédisposées par une imagination vive, le défaut d'exercice, l'oisiveté et une vie molle et luxuriante? Voyez plutôt cette grosse paysanne que vous avez été chercher dans le fond de son village pour donner son lait à votre héritier. Sa figure béate respire à la surface le calme et la santé des champs. Sa fibre nerveuse est émoussée par une couche suffisante de tissu graisseux. C'est bien là cette nourrice type qu'on vous désigne dans tous les traités d'accouchement, et qui joint à un bon estomac, à de fortes et puissantes mamelles, le précieux avantage de posséder un bon caractère, une âme sereine et pas l'ombre d'imagination. Étudiez un peu cette belle et placide nature. Ayez le malheur de la heurter dans la direction que ses préjugés entendent imposer à votre fils ; poussez l'outrecuidance jusqu'à lui faire des observations raisonnables ; ayez surtout la naïveté de mettre un tiers dans les visites que lui fait son *berger* (légitime, bien entendu), vous verrez alors le système nerveux se mettre de la partie; son expression seulement sera plus grossière. L'impressionnabilité ne sera pas moindre, la susceptibilité deviendra insupportable. Les pleurs ne feront pas défaut, et bientôt vous entendrez une formidable explosion de *vapeurs* venir témoigner d'une façon fort éclatante que toutes les filles d'Ève sont, chacune à leur manière, tributaires de la mobilité nerveuse. Cela dérangera sans doute vos idées sur les nerfs, et, dans une profonde désillusion, vous vous écrierez : « Où diable vont-ils se nicher? »

En somme, cette sensibilité un peu maladive qui s'éparpille de tous côtés, est trop fugitive pour réagir d'une manière profonde sur la secrétion lactée. Je vois tous les jours des femmes nerveuses faire de magnifiques élèves, et je pense, pour mon propre compte, que le meilleur frein à opposer à cette sensibilité en excès qui cherche un aliment, c'est l'affection absolue qu'une mère voue à l'enfant qu'elle allaite. Cette tendresse passionnée qui, comme l'a dit si élégamment Roussel, porte dans sa sainte énergie les traits de ce délire qui caractérise toutes les impulsions naturelles, saura mieux les inspirer pour la santé de leur nourrisson, que tous les conseils de la faculté.

Je ne m'appesantirai pas sur les autres motifs invoqués assez généralement pour s'exempter de l'allaitement. *Les convenances du mari, les exigences du monde, etc.*, ne sont pas des motifs avouables. Les époux assez légers pour faire passer leurs plaisirs avant leurs enfants, ne méritent pas d'en avoir.

Pour *les affaires*, elles n'empêchent un si grand nombre de femmes d'allaiter, que parce qu'elles ne sont pas bien convaincues que la première et la plus importante affaire pour elles, c'est la santé de leurs enfants. Oh ! si les femmes, avant de confier leur fils au sein d'une étrangère, réfléchissaient bien aux conséquences d'un tel acte, elles ne s'y résoudraient pas si facilement. Est-on bien sûr qu'une nourrice, si belle qu'elle soit en apparence, ne contienne pas le germe de maux physiques dont elle sature lentement son nourrisson? Si les qualités morales, comme le pensent certains médecins et comme je n'ai nulle répugnance à l'admettre, peuvent se transmettre par la lactation, quelle grave et sérieuse responsabilité n'endossent pas les mères qui, pouvant nourrir, ne le font pas?... Et puis, comment voulez-vous demander à une femme étrangère et stipendiée cette surveillance attentive jusqu'à la minutie, ce dévouement de nuit et de jour, ces mille petits soins, si nécessaires au nouveau-né et dont une mère seule a le secret? car elle puise dans son cœur sa force et son courage. En supposant même, ce qui est presque impossible, que la nourrice se sente autant de dévouement et d'affection que vous, sa mère, pour l'enfant que vous lui abandonnez, n'êtes-vous pas jalouse de son premier sourire, de ce premier mot si doux : Maman, qu'il balbutie à une autre oreille que la vôtre? N'êtes-vous pas jalouse de la tendresse qu'il voue à une autre femme? et c'est toute justice, car n'ayant pas rempli vos devoirs de mère, vous ne devez pas en recevoir le prix!

Ce n'est pas tout : en violant ainsi et sans motifs une des lois naturelles les plus impérieuses, en supprimant brusquement cette fluxion importante qui s'opère vers les mamelles, vous rompez l'équilibre des fonctions organiques ; vous emprisonnez dans l'organisme un levain puissant, qui peut devenir une cause active, prochaine ou éloignée, de perturbations nombreuses. Les affections laiteuses sont trop connues, pour qu'il soit nécessaire d'y insister ici. En admettant un tel ordre de maladies, les anciens se montraient aussi bons observateurs que les modernes.

Le nouveau-né doit être présenté au sein, le plus tôt possible, sitôt que la mère est remise des fatigues de l'accouchement. Cette conduite a l'avantage de préparer le bout du sein, ce qui est souvent d'une très-grande difficulté chez les primipares, d'activer la montée du lait par la titillation que la succion du nouveau-né opère sur la glande et d'éviter cette distension énorme des mamelles, qui survient chez certaines accouchées à l'époque de la fièvre de lait, c'est-à-dire, le troisième jour, et qui est quelquefois portée au point de mettre un obstacle passager à l'allaitement, ce qui peut être nuisible aux enfants faibles et délicats.

Le premier liquide extrait par l'enfant est peu abondant, jaunâtre, et sert, *dit-on*, par une sage précaution de la nature, à solliciter les contractions intestinales et à favoriser, par là même, l'expulsion du méconium. Comme à cette époque le nouveau-né retire fort peu de chose du sein de sa mère, il est important de lui donner à boire un peu d'eau sucrée.

Dans les premiers jours l'enfant tète peu, mais souvent. Quelques mois plus tard, trouvant un lait plus abondant et moins séreux, il est moins impatient, moins avide du sein. Faut-il le régler dès le début, comme certaines personnes trop préoccupées du repos de la mère n'ont pas hésité à le conseiller? C'est complètement impossible, ce serait vouloir condamner l'enfant à des cris incessants, et il n'est pas une mère qui puisse résister aux vagissements impérieux de son nourrisson. Le sein est le calmant par excellence du nouveau-né. Quelle que soit la souffrance pour laquelle il jette le cri (ce seul moyen qu'il ait de manifester sa souffrance), le sein le console. Maintes fois, j'ai vu des enfants agités par le cri, au point de se pâmer, s'apaiser subitement lorsqu'ils avaient le mamelon dans la bouche, et s'endormir après quelques succions.

A deux mois cependant, on peut sans danger et en étudiant les besoins du nourrisson, modifier peu à peu les premières habitudes prises et espacer les heures d'allaitement. Ce sera tout avantage pour la mère et pour l'enfant : la première y gagnera du repos et le second un lait meilleur et plus abondant. (Voir l'article *Régime des enfants.*)

La mère change de mamelle toutes les fois qu'elle donne à téter au nouveau-né. Celui-ci sera tenu de côté, la tête plus haute que les pieds, le corps dans une rectitude complète, de telle façon qu'il ne soit point obligé de tordre le col et de gêner la déglutition. Sa tête est embrassée par la partie supérieure de l'avant-bras de la mère, dont l'autre main étendue soutient le reste du corps et le maintient droit.

On s'assure qu'un enfant tète bien, quand ses lèvres sont humides, qu'il apparaît du lait aux commissures labiales, et que ses joues et l'œsophage s'enflent bien pendant la succion.

Quelques enfants fort voraces se jettent avidement sur le sein. Attirant dans leur bouche une trop grande quantité de lait, ils s'engouent et sont pris d'une quinte de toux violente. La mère doit avoir la précaution de serrer avec deux doigts le bout de sa mamelle ; par cette simple mesure, elle modère l'activité de son nourrisson, et empêche le lait de pénétrer aussi abondamment dans la bouche. Elle peut aussi, pour le forcer à respirer, lui enlever de temps à autre le mamelon. Si, malgré toutes ces précautions, la quinte arrive, il suffit d'incliner légèrement la tête de l'enfant et de le laisser tousser. Donnez-lui quelques cuillerées à café d'eau sucrée, mais gardez-vous bien d'imiter ces nourrices qui retournent brusquement leur nourrisson et ne trouvent rien de mieux à faire pour le calmer que de lui frapper vigoureusement le dos avec le plat de la main.

D'autres enfants, quand ils ont tété, rejettent sans effort et comme par régurgitation une partie du lait qu'ils viennent de prendre. Il semble que l'estomac surchargé de liquides cherche à se débarrasser d'un trop plein qui le gêne. Cette disposition inquiète peu les nourrices, qui y voient un signe de vitalité et prétendent que ces enfants s'élèvent mieux que les autres : aussi ne craignent-elles pas de leur remplir l'estomac malgré ces vomissements. Cette pratique est mauvaise et peut occasionner des accidents gastriques sérieux. De quelque manière que se produise le vomissement, il annonce que l'enfant ne digère pas les aliments qu'on lui donne ; il importe donc de restreindre sa nourriture, jusqu'à ce que le ventricule ait recouvré son aptitude fonctionnelle normale.

Combien de temps l'enfant doit-il se contenter du lait de sa mère? Quand est-il sage de faire intervenir un autre mode d'alimentation? La réponse, il me semble, est des plus faciles et ne peut avoir rien d'absolu. Il convient de donner le sein tant que le lait, par son abondance et ses qualités nutritives, suffit à la nourriture de l'enfant. Tant qu'il est gai, vif, que ses garde-robes sont régulières, qu'il dort bien, qu'il a de l'embonpoint, qu'il prend de l'accroissement, tout indique qu'il faut continuer une nourriture qui lui réussit bien. Il sera toujours temps d'en venir à un autre mode d'alimentation, quand on s'apercevra que le lait ne suffit plus à son développement. Je traiterai de cette alimentation dans un chapitre spécial et je dirai en même temps à quelle époque il convient de sevrer.

Mais avant de terminer ce que j'ai à dire sur l'allaitement maternel, il me reste à traiter une question fort délicate. Je l'aborde franchement. Les mères, pendant l'allaitement, doivent-elles s'abstenir de rapports sexuels? Quelques médecins se sont prononcés pour l'affirmative. J'avoue qu'une telle abstention me semble bien rigoureuse, et que si elle était suivie à la lettre, elle aurait pour effet de rendre l'allaitement maternel encore plus rare. Les femmes ne sont pas seulement mères, elles sont encore épouses. Il faut autant que possible allier ces deux devoirs, à moins d'en faire la négation l'un de l'autre. Sans cela, les lois de Mahomet seraient seules possibles. La satisfaction modérée des désirs naturels et légitimes ne me paraît point dangereuse pour l'enfant, tant qu'elle ne met pas les nourrices dans la nécessité d'entreprendre un nouvel ouvrage, avant d'avoir fini le premier. Là est l'écueil, qu'il faut savoir éviter, d'autant mieux que la femme qui allaite n'étant pas soumise au flux menstruel, doit jouir à cet égard d'une certaine immunité. J'en ai assez dit pour me faire comprendre : tout le monde appréciera ma réserve sur un sujet aussi épineux.

§ II

DE L'ALLAITEMENT PAR UNE NOURRICE.

Une nourrice est indispensable, toutes les fois que la mère ne peut nourrir elle-même, soit parce qu'elle en est dispensée par les causes morbides que j'ai énumérées plus haut, soit parce que, comme cela arrive exceptionnellement, elle n'a pas de lait, ou que ce lait est nuisible à son enfant. C'est, après l'allaitement maternel, le meilleur mode d'alimentation, pourvu que la nourrice soit saine et bien portante. Aussi le choix de ces femmes mérite-t-il la plus sérieuse attention. Il ne faut pas seulement être sûr de leur état sanitaire présent, il faut encore connaître leurs antécédents et la santé de leurs parents. On ne peut à cet égard s'entourer de trop de précautions.

On veut assez habituellement qu'une nourrice soit dans la force de l'âge, de 24 à 34 ans, d'une bonne constitution, d'une santé parfaite, plutôt brune que blonde, fraîche et colorée, d'un embonpoint raisonnable; plutôt riche en muscles, qu'en tissu adipeux; qu'elle ait les dents saines, d'un blanc mat, les gencives fermes et vermeilles; qu'elle soit exempte de tout vice héréditaire ou acquis. Il est important aussi qu'elle n'ait aucun écoulement menstruel ou leucorrhéique. Les mamelles doivent être d'une grosseur moyenne, fermes, parsemées de veines bleuâtres; le mamelon assez long pour être facilement saisi par l'enfant, pas trop gros et bien perméable au lait. Quant à ce liquide, il faut qu'il soit d'un beau blanc, tirant un peu sur le bleu, sans odeur, d'une saveur douce et sucrée, et d'une consistance telle, qu'en en déposant une goutte sur l'ongle, elle s'écoule en prenant une forme allongée et en y laissant une légère tache bleuâtre. Dans ces derniers temps, pour s'assurer des qualités du lait, on s'est imaginé de le soumettre à l'analyse microscopique. Je ne doute nullement de l'importance du microscope, mais il me semble qu'il imite un peu trop ces nouveaux venus qui se fourrent partout. Pour moi, le meilleur lactomètre, c'est la *vitalité* de la nourrice. Il y a là une inconnue que le microscope est impuissant à dégager. Les qualités morales ne sont point non plus à dédaigner chez la femme à qui vous allez confier l'avenir de votre enfant.

Repoussez la plus belle nourrice, si elle est colère, disposée à l'ivrognerie ou au libertinage, bête, lente, paresseuse ou inattentive aux besoins de son nourrisson. Il faut aussi que son lait soit en rapport avec l'âge de l'enfant, et qu'elle ne soit pas accouchée depuis trop longtemps. Un lait trop vieux est moins convenable.

Serait-il vrai, comme le pensent toutes les femmes du peuple, qu'un nouvel enfant renouvelle le lait? Les savants regardent cette allégation comme un préjugé. Cela ne serait pas suffisant pour trancher la question; car les savants, il faut bien l'avouer, n'admettent habituellement que ce qu'ils peuvent expliquer et font de leur intelligence la mesure du possible : mais si grande que soit cette intelligence, elle a des bornes..... Ce qu'il y a de vrai, c'est que, le nouveau-né retirant moins de lait que l'enfant auquel il succède, ce lait s'accumule dans les canaux galactophores et distend les mamelles comme chez les nouvelles accouchées. Bientôt après, cette distension disparaît et la secrétion lactée se met en rapport avec les besoins du nourrisson. Y a-t-il là une modification vitale imprimée par le nouvel enfant à la qualité de cette secrétion? Cela n'est pas probable, mais je me garderai bien de traiter d'homme à préjugés celui de mes confrères qui croirait devoir soutenir cette opinion.

Que de qualités on exige d'une nourrice et qu'il est rare de les trouver toutes accumulées sur la même tête!... Les mères s'épargneraient bien des peines et des tourments, si elles voulaient *être mères tout à fait*.

Quant à la conduite à tenir à l'égard de ces femmes, il peut se présenter deux conditions :

Ou bien, le nouveau-né quitte la maison paternelle pour aller, à la campagne le plus souvent, chercher le sein de sa nourrice; celle-ci, alors, ne change rien à ses habitudes, ni à son genre de vie. L'enfant ne s'en trouve pas plus mal et l'air pur de la campagne imprime à toutes ses fonctions une activité favorable. On doit exiger de ces femmes qu'elles sèvrent leur propre enfant, pour se consacrer entièrement à l'allaitement de leur nourrisson. Car si elles donnent le sein aux deux enfants, il y en aura nécessairement un de sacrifié à l'autre; on peut d'avance déterminer le quel. Au reste, il est bien difficile de diriger ce genre de nourrices, soit pour les soins à donner aux enfants, soit pour leur mode d'alimentation. Ces femmes sont des autocrates, qui n'admettent pas qu'on puisse avoir une meilleure manière d'élever les enfants que la leur. Toutes les recommandations sont superflues, et elles tuent souvent leur nourrisson avec les meilleures intentions du monde. Elles se figurent que tous les enfants sont doués de la même résistance vitale et peuvent être *bourrés* de la même manière.

Ou bien, la nourrice quitte son ménage, son mari, ses enfants, ses champs, ses habitudes, pour venir à la ville donner le sein à un enfant étranger. On comprend aisément le chagrin et les regrets qu'une si cruelle séparation cause au cœur de ces malheureuses femmes. Sachez les plaindre et compatir à leurs peines. Gardez-vous bien de heurter des sentiments si naturels, qui sont une garantie de plus pour la moralité de ces femmes; car celle qui abandonne sans émotion ses enfants et son mari, est une mauvaise mère, une mauvaise épouse et, par conséquent, une mauvaise nourrice. Traitez-les avec douceur et intérêt. Rassurez-les surtout, en leur donnant souvent des nouvelles des êtres qui leur sont chers. Ne changez pas brusquement leur nourriture, leur genre de vie, leurs habitudes. Bientôt les premières impressions douloureuses s'effacent. La nourrice s'habitue à sa nouvelle position. L'allaitement, en établissant entr'elle et l'enfant qu'elle nourrit un échange incessant de tendresse, de soins et de caresses innocentes, l'attache tous les jours davantage à ce petit être qui lui rappelle son propre enfant, et son cœur maternel qui a besoin d'un aliment, reporte sur son nourrisson la sainte affection qu'elle a vouée à l'absent.

J'ai dit tout à l'heure qu'il ne fallait pas changer brusquement l'alimentation, le genre de vie et les habitudes des nourrices. C'est une faute dans laquelle on tombe trop souvent. Ainsi, une femme arrive de la campagne ; elle est habituée à une nourriture grossière, mais abondante, à un air vif, à des travaux pénibles. Que fait-on? On la séquestre à la ville, dans une chambre soigneusement calfeutrée, où l'air n'arrive que par grâce; on lui épargne toute activité, de peur de la fatiguer; on change l'heure de ses repas; on lui supprime les aliments qu'elle préfère; on la soumet, sans transition, au vin et à une nourriture fortement substantielle et animale. On opère, en un mot, dans tout son être moral et physique une transformation complète..... C'est mal comprendre les intérêts du nouveau-né, qui se trouvera d'autant mieux que les habitudes et le genre de vie de sa nourrice auront été moins changés.

Il est facile d'imprimer à ces nourrices une direction déterminée et d'exercer sur elles, quant à ce qui concerne les mœurs, une surveillance active. Mais il est nécessaire que cette surveillance soit faite avec intelligence, qu'elle ne dégénère pas en un espionnage insoutenable, et surtout qu'elle ne donne pas à des sentiments éteints ou refroidis l'attrait si dangereux du fruit défendu. Comme ces nourrices sont habituellement bien rétribuées, et que c'est le plus souvent par intérêt qu'elles abandonnent leur propre enfant pour se consacrer à l'allaitement d'un étranger, faites-leur bien comprendre qu'une grossesse nuirait aux qualités de leur lait, qu'on s'en apercevrait aisément, et qu'il serait alors indispensable de recourir à une autre nourrice. Cette crainte les retiendra plus sûrement qu'une surveillance qu'il est toujours facile de tromper.

Quelquefois, dans le cours de l'allaitement, l'écoulement menstruel reparaît chez la nourrice. Cette circonstance effraie beaucoup les parents de l'enfant. Ils craignent que cette apparition n'imprime à la secrétion lactée une modification fâcheuse pour le nourrisson. Cette crainte est-elle fondée? Faut-il dans une telle circonstance changer de nourrice ou sevrer l'enfant?

Si ce phénomène se produisait au début de l'allaitement, il mériterait une sérieuse attention. Peut-être serait-il prudent de changer de nourrice. Mais, lorsqu'il se produit vers le septième ou le huitième mois, il n'a plus la même importance. Il est bien rare qu'à cette époque l'enfant n'ait pas été soumis à une alimentation plus substantielle. Ne vous hâtez pas alors de prendre un parti décisif; attendez, observez avec attention les effets du lait sur le nourrisson. Si ces effets sont nuls, il n'y a point d'inconvénient à continuer l'allaitement. Si, au contraire, ils sont nuisibles, on sèvre doucement l'enfant, ce qui est souvent plus facile que de lui trouver une bonne nourrice.

Avant de présenter le nouveau-né au sein de sa nourrice, il est nécessaire qu'il ait complètement évacué le méconium. Pour obéir à cet indication, qu'on croit remplie par le *colostrum* de la mère, quelques personnes ont l'habitude de faire prendre aux enfants des purgatifs doux, tels que le sirop de chicorée, la manne, etc., etc.; cette habitude est nuisible. Contentez-vous de donner au nouveau-né de l'eau sucrée pendant un ou deux jours.

§ III

DE L'ALLAITEMENT PAR UN ANIMAL.

Cet allaitement n'est plus usité de nos jours. Je n'en parlerai que pour mémoire. La chèvre était employée le plus communément à cet usage. On choisissait une chèvre blanche, n'étant pas à sa première portée, ayant nouvellement mis bas, et douée, autant que possible, d'un naturel doux et facile à diriger. L'animal ayant déjà servi à élever un enfant devait être préféré. Ce mode d'allaitement exigeait dans le commencement beaucoup de soins et d'attention pour présenter le nouveau-né à la mamelle et pour le préserver des accidents auxquels pouvait l'exposer la pétulance de l'animal, jusqu'à ce qu'il fût habitué à venir lui-même offrir sa mamelle à l'enfant placé dans un berceau peu élevé et posé sur le sol. On a prétendu que les enfants allaités de cette manière étaient plus gais, plus vifs et plus pétulants. Il en est sans doute de cette opinion comme de tant d'autres; elle a besoin du contrôle de l'expérience.

§ IV

DE L'ALLAITEMENT AU BIBERON OU DE LA NOURRITURE ARTIFICIELLE.

Ce mode d'alimentation est le plus mauvais de tous. Pourtant, voyez l'inconséquence humaine !... c'est le plus généralement adopté. Rien n'est plus difficile que de le diriger convenablement, et c'est à la manière inintelligente dont il est mis en pratique, qu'on doit en grande partie cette mortalité effrayante qui pèse sur les nouveau-nés (*). Les affections

(*) En France, sur un million de naissances, plus de deux cent mille enfants meurent la première année. Cette mortalité est moins forte à la campagne

gastro-intestinales du bas-âge ne reconnaissent pas d'autre cause.

A peine ces malheureux petits êtres sont-ils rejetés du sein de leur mère qui se croit quitte envers eux, qu'ils sont confiés aux soins d'*éleveuses*, chargées de les nourrir au *biberon* ou *au petit pot*. Vous croyez peut-être que ces femmes consentiront à recevoir une direction éclairée. Vous connaissez bien peu le cœur humain. Elles ont une routine consacrée par leur expérience personnelle et par celle de leur mère ou de leur aïeule; elles n'y veulent rien changer. Si vous essayez de leur faire toucher du doigt le vice de leur pratique, elles vous montreront triomphalement un gros marmot resplendissant

que dans les villes, et pour celles-ci dans les quartiers riches que dans les quartiers malheureux. Le mouvement le plus considérable de cette mortalité se fait en hiver.

de force et de santé, lequel a dévoré gaillardement deux bonnes bouillies les premiers jours de sa naissance. Cet argument pour elles est sans réplique. Si par hasard un nourrisson plus faible, doué d'une résistance vitale moins énergique et soumis malgré cela au système des *bouillies coup sur coup*, succombe à une affection intestinale, elles vous répondent de l'air le plus calme du monde : « Cela, Monsieur, n'a rien d'étonnant, cet enfant avait le *mal de l'an.* » Je vous défie de leur faire comprendre *que ce mal de l'an* est dû à la sotte alimentation qu'elles ont mise en usage.

L'allaitement artificiel, qui n'est à proprement parler qu'un sevrage anticipé, offrirait bien plus de chances de succès, si le nouveau-né était mis au sein pendant un ou deux mois. Ce commencement d'allaitement fortifierait son estomac et l'habituerait à la digestion. Une nourriture mixte, qui combinerait l'allaitement maternel avec une alimentation plus substantielle, serait aussi plus convenable. Mais lorsque la parole froide et consciencieuse du médecin a été impuissante à convaincre les parents des périls et des difficultés de l'allaitement artificiel, il est du devoir de la médecine de les éclairer sur la meilleure marche à suivre pour le rendre le moins désavantageux possible pour l'enfant. C'est ce que je vais faire avec le plus grand soin. Je serai long, minutieux peut-être. L'importance de mon sujet me servira d'excuse; il n'est point de petits détails, quand il s'agit de la vie des enfants.

De prime abord, il faut bien se pénétrer de cette idée : c'est que tous les enfants n'ont pas la même force, la même résistance, la même santé, et ne peuvent être alimentés de la même manière. Les enfants vigoureux, robustes, nés dans d'excellentes conditions vitales de parents sains et non épuisés, s'élèvent généralement bien de toutes les manières possibles. Il serait imprudent de conclure d'eux aux enfants faibles, délicats, maladifs, nés de parents chétifs et malsains. C'est plus particulièrement pour ceux-là que l'allaitement artificiel est dangereux et ne peut être manié avec trop de prudence.

Les seuls aliments qui conviennent au nouveau-né, sont évidemment les aliments liquides. Il faut être bien aveugle ou bien encroûté de préjugés pour ne pas s'incliner devant une vérité si importante. On a dû chercher à utiliser pour cet usage le lait des animaux domestiques. Celui qui, par ses qualités, se rapproche le plus du lait de la femme, comme le lait d'ânesse ou de chèvre, aurait dû être préféré, mais de nos jours le lait de vache semble avoir conquis toutes les sympathies ; seulement, comme il est plus épais et plus consistant que celui que la nature destine à l'enfant, on le coupe avec un liquide plus tenu, tel qu'une décoction d'orge ou de gruau d'avoine, ou mieux encore une décoction légère de mie de pain de froment. Un homme dont la compétence ne saurait être déclinée en pareille matière, Desormeaux, donnait la préférence à ce dernier liquide; il pensait que la fermentation panaire combine plus intiment les principes de la farine, et leur fait subir une altération préalable qui en rend la digestion plus facile. L'expérience de ce grand praticien n'est point à dédaigner.

Chez quelques enfants faibles, il est parfois nécessaire de remplacer les décoctions végétales par un liquide plus animalisé, tel qu'une décoction légère de viande (eau de veau, de poulet, bouillon de bœuf coupé, etc.) J'ai vu d'excellents résultats de cette méthode. Je n'ai jamais remarqué que cette pratique ait provoqué des convulsions, comme quelques médecins l'ont enseigné (*).

Dans quelle proportion faut-il mêler le lait au liquide, quel qu'il soit, dont on se sert pour l'atténuer? Habituellement, on commence par un tiers de lait de vache, dont on augmente progressivement la quantité d'après la nature des résultats obtenus. Ce lait doit être nouvellement trait, renouvelé soir et matin, préservé du contact de l'air et conservé dans un lieu frais. Il n'est

(*) C'était l'opinion bien arrêtée de notre savant et regrettable confrère, M. le docteur Vallée. J'ignore complètement sur quelles données pratiques cet excellent médecin avait pu fonder ses convictions.

pas nécessaire de le faire bouillir, comme cela se pratique dans nos pays. C'est le moyen de le rendre moins digestible et de lui enlever une certaine quantité de ses éléments nutritifs. Il faut aussi qu'il provienne toujours de la même vache, sans que cela soit d'une nécessité absolue.

Les boissons du nouveau-né seront modérément sucrées. *Le sucre échauffe*, disent les nourrices. Sans attacher trop d'importance à cette observation, il est prudent d'en tenir compte. Le lait mélangé avec un des liquides énoncés plus haut fermente et s'altère avec la plus grande facilité, surtout l'été, et même l'hiver dans des appartements très-chauds. Il est avantageux de ne mêler ces liquides qu'au moment de l'ingestion, en ayant soin de faire chauffer le mélange au bain-marie, afin de lui donner, à peu de chose près, la température si douce et toujours si égale du lait de la mère.

Le lait coupé dans les proportions que je viens d'indiquer, et dont on augmente graduellement la quantité, de manière à le donner pur, suffit aux besoins de l'enfant pendant les quatre ou cinq premiers mois de la vie. Je conseille rarement, avant cette époque et à moins d'indications pressantes, une alimentation plus substantielle ; encore ne faut-il l'essayer qu'avec la plus grande réserve et en observant avec soin les modifications qu'elle imprime à l'élaboration intestinale..... C'est le seul criterium à l'aide duquel on en puisse juger la convenance ou l'inopportunité. Mais enfin, lorsque l'estomac de l'enfant, suffisamment aguerri à la digestion, réclame une nourriture plus abondante et plus réparatrice, on joint à sa boisson ordinaire des aliments semi-liquides. Ces aliments se forment avec le lait et la farine de froment, et constituent cette émulsion si connue sous le nom de *bouillie*.

Malgré qu'on en ait dit, la belle farine de froment est celle qui fournit le meilleur aliment. Elle est certainement préférable à la farine de pomme de terre et à toutes les autres fécules par lesquelles on a prétendu la remplacer dans ces derniers temps. C'est à tort, à mon sens, qu'on a fait tomber sur cette farine l'entière responsabilité des accidents qui surviennent si fréquemment dans le cours de l'allaitement artificiel.

Si la bouillie de farine de froment mal préparée, mal cuite, donnée sans intelligence et coup sur coup à un estomac trop faible pour la digérer, produit tant d'irritations gastro-intestinales et cause la mort d'un si grand nombre d'enfants, il ne faut pas en accuser la bouillie de farine de froment, mais bien la manière absurde dont elle est faite et administrée. Tout autre aliment, mal préparé ou donné inopportunément et en trop grande quantité, produirait les mêmes résultats.

Il est quelquefois utile de varier l'alimentation de l'enfant, et de remplacer les bouillies par des panées faites avec de la mie de pain séchée, réduite en farine grossière et cuite dans l'eau jusqu'à ce qu'elle forme une sorte de gelée qu'on passe à travers un tamis de soie et que l'on sucre légèrement.

La semoulle bien fine et bien préparée est aussi un excellent aliment. Quant aux autres fécules, telles que la fécule de pomme de terre, la crème de riz, le racahout, l'arrow-root, etc., et ces fameuses biscotes de Bruxelles si vantées dans ces derniers temps, elles peuvent trouver une application avantageuse, mais elles sont moins réellement utiles que les aliments indiqués plus haut.

A ces premiers aliments, on ajoutera plus tard des panades préparées avec le jaune d'œuf et le beurre frais, des potages gras ou maigres, des œufs à la mouillette dans lesquels on émie du pain. Peu à peu, à mesure que l'enfant se rapproche du sevrage, l'enfant prendra les aliments de la vie ordinaire.

Le nouveau-né saisit avidement les boissons qu'on lui offre. On peut les lui faire prendre avec une cuiller ou une tymbale; mais, en général, le mode de préhension qui imite le mieux l'action de téter doit obtenir la préférence. C'est assez recommander l'usage des biberons. L'enfant est forcé d'exercer une légère succion; il attire le liquide lentement, le mêle à la salive et lui fait subir un commencement d'assimilation.

De tous les biberons, le moins cher, le plus simple, et, par conséquent, le meilleur, est celui que je vais décrire. Il peut être fait en tous lieux, à toute heure et par tout le monde. Il suffit d'une simple fiole à médecine de la contenance de 120 grammes, ou de petites bouteilles plates de la même dimension. Il est nécessaire que le verre de ces bouteilles soit blanc et transparent, pour qu'on puisse à tout moment s'assurer de leur propreté. Une éponge taillée exprès est introduite dans le goulot de la bouteille, de manière à le dépasser de trois à quatre centimètres. Le tout est coiffé d'un morceau de mousseline ou de batiste fixé au moyen d'un fil. Ce fil serre modérément l'éponge pour ralentir l'écoulement du liquide.

Quand l'enfant ne boit pas, la nourrice tient constamment plongée dans l'eau froide, souvent renouvelée, l'éponge, l'étoffe et le fil qui constituent tout l'appareil de ce biberon improvisé. Sans cette précaution, le lait s'accumule dans les aréoles de l'éponge, y fermente, s'y aigrit et prend bientôt un goût et une odeur insupportables qui rebutent le nourrisson et peuvent lui être nuisibles. Quand le nouveau-né manifeste le besoin de téter, la *bonne* dispose ce biberon artificiel. Mais avant de le lui mettre dans la bouche, elle exprime par la succion une certaine quantité du lait tiède qu'il renferme pour en expulser l'eau et l'air froids. Cette précaution pourra sembler minutieuse, mais elle est indispensable.

Les personnes aisées se trouveront bien de faire usage du biberon de M. Charrière; il se compose d'un flacon ordinaire sur lequel s'adapte un embout fabriqué d'une seule pièce. La portion de l'embout, qui simule le mamelon, est en ivoire flexible, et se ramollit facilement en le laissant dans l'eau froide une demi-heure d'avance. Pour éviter l'afflux trop abondant du liquide dans la bouche des enfants, on coiffe, avec un linge dont la trame est plus ou moins serrée, la partie inférieure du bouchon avant de l'adapter à la carafe. On peut aussi se servir des biberons Darbo. Quel que soit, en définitive, le biberon qu'on emploie, il est important de l'entretenir avec la plus scrupuleuse propreté.

Dans les commencements de l'allaitement artificiel, on fait boire le nouveau-né quand il en manifeste le désir. Il ne peut être rationné que plus tard. Pourtant, il faut au moins laisser s'écouler deux heures avant de lui donner de nouveau du lait. S'il éprouvait le besoin de boire, on lui présenterait de l'eau sucrée. Quant on croit pouvoir procéder à une nourriture plus solide, on commence par une panée ou une bouillie très-liquide; on en donne peu et une seule fois dans la journée. Si ce premier essai réussit bien, on augmente avec précaution; une bouillie matin et soir, puis plus tard une troisième dans le milieu de la journée. Après chaque bouillie, on présente à l'enfant son biberon rempli d'eau sucrée; cette liqueur dissout la nourriture qu'il vient de prendre et en facilite la digestion.

Il semble au premier abord que rien ne soit plus facile que de faire manger un enfant, tout le monde s'en mêle et peu de personnes s'en acquittent bien. Voici comment il faut procéder. L'enfant est placé debout entre les jambes de celui qui le fait manger, le corps et la tête soutenus par un bras, en sorte que celle-ci soit maintenue droite. L'enfant ainsi posé, on met sur sa lèvre et sur sa gencive inférieures la cuiller chargée de bouillie; on lève la main lentement et doucement, afin qu'il puisse attirer à lui en suçant les aliments qu'on lui présente. La bouillie ne lui sera offerte de nouveau que lorsque les premiers aliments auront été avalés.

§ V

DU SEVRAGE.

Le sevrage est cette période de la vie de l'enfant, où il abandonne le lait de sa mère ou de sa nourrice pour procéder à une vie plus indépendante. Le seul aliment qui convienne à la faiblesse de ses organes, on ne peut trop le redire, est le lait de mère. Cette nourriture lui suffit pendant les premiers mois; bientôt les dents poussent, les mâchoires se fortifient; et peu à peu l'enfant acquiert l'aptitude à un autre mode d'alimentation. Mais il n'est complètement apte à se passer du sein maternel que quand les organes masticateurs sont suffisamment armés. L'époque naturelle du sevrage est après la première dentition, et varie suivant que cette première dentition s'accomplit plus ou moins rapidement ; elle s'opère, en général, de quinze mois à deux ans.

A moins de circonstances exceptionnelles, telles qu'une maladie grave de la part de la mère, la disparition de la secrétion lactée, etc., etc., l'enfant ne sera point sevré avant cette époque. Cette opération, du reste, n'est dangereuse qu'autant qu'elle est faite prématurément (plus on se rapproche de la naissance et plus elle est périlleuse), ou bien qu'elle est faite brusquement et dans un temps inopportun, comme pendant une crise dentaire, par exemple. Il est donc sage d'attendre que le travail souvent si pénible de la première dentition soit terminé. S'il tardait trop, comme l'évolution des seize premières dents est la plus douloureuse, on pourrait, ainsi que le conseille M. Bouchut, supprimer l'allaitement après l'apparition des dents canines, dans ces moments de repos qui caractérisent l'évolution dentaire; il ne reste plus alors que les dernières molaires, dont la sortie se fait presque toujours avec la plus grande facilité.

Cette conduite est sans contredit la plus prudente et la plus avantageuse pour l'enfant, d'abord parce qu'elle permet aux organes digestifs de se fortifier assez pour se suffire à eux-mêmes, et ensuite parce qu'elle lui laisse le sein, son suprême consolateur pendant cette période de la première dentition, si orageuse chez certains enfants.

Lorsqu'une mère se trouve, par une cause quelconque, dans l'impossibilité de donner le sein dans les premiers mois de la vie de son enfant, que faut-il faire? est-il prudent de le sevrer?... On peut essayer avec la plus grande réserve l'allaitement artificiel, mais si la santé du nourrisson périclite le moins du monde, il faut recourir de suite à une nourrice : si, au contraire, cette circonstance se produit au huitième mois, on essaiera d'avancer l'époque du sevrage, car bien que le terme de l'allaitement paraisse marqué par la nature elle-même, ce terme peut être avancé sans trop d'inconvénient chez les femmes qui ont peu de lait ou chez qui une santé délicate rend ce devoir trop onéreux; il suffit pour cela de faire succéder peu à peu, comme je l'ai indiqué à l'allaitement artificiel, le lait des animaux au lait de la mère, et d'habituer graduellement l'enfant à des aliments plus solides.

Quoi qu'il en soit, quand l'époque naturelle du sevrage est arrivée, on supprime l'allaitement de nuit. Par prudence, l'enfant doit être familiarisé depuis quelque temps avec la nourriture qui va lui suffire désormais. Comme tout est habitude chez lui, cette suppression l'étonnera, et il manifestera son étonnement par des cris. Ces petits êtres ont dans le cri un ton de commandement si absolu, que beaucoup de mères ne savent pas y résister. Il faut pourtant que leur cœur s'arme d'une inflexibilité nécessaire. Bientôt l'enfant voyant qu'on ne lui cède pas, se résigne et prend sans difficulté la nourriture qu'on lui offre. Peu à peu, on supprime l'allaitement de jour, et le sevrage est opéré. Il n'est pas besoin de faire remarquer que tout cela doit être gradué, progressif et conduit avec la plus grande prudence.

Quelques femmes prolongent l'allaitement bien au-delà de l'époque que l'on considère comme l'époque naturelle du sevrage. C'est un tort. Au-delà de certaines limites, l'allaitement devient une habitude banale, qui fatigue la mère sans aucun bénéfice pour l'enfant. A quoi sert-il de le continuer? Ceci me rappelle une anecdote racontée par M. Baffos à ses élèves de l'hôpital des enfants. Une dame, de ses clientes, redoutait beaucoup pour son fils l'époque du sevrage. Quoiqu'il fût âgé de trois ans à peu près, elle continuait de l'allaiter. Un jour qu'il jouait, elle l'appelle pour lui donner le sein, « merci maman, » lui répondit-il, « je n'en veux plus. »

§ VI

DU RÉGIME DES ENFANTS.

Ce régime varie nécessairement suivant que l'enfant est élevé au sein, ou nourri artificiellement.

1° Enfants au sein.

J'ai déjà dit qu'il était bien difficile de rationner le nouveau-né dans les premiers jours de son existence. Tout le monde le comprend et les conseils que donnent à cet égard certains médecins sont tout simplement impossibles à suivre. Le nouveau-né a besoin de téter souvent ; il est assez difficile de ne pas condescendre à ses désirs, car un corps qui se développe, qui tend à son accroissement et dont les émonctoires sont largement ouverts, réclame impérieusement une nourriture considérable. Imbues de cette idée, que font les mères !... Quand leur enfant crie, elles supposent qu'il a besoin de téter et elles lui donnent le sein; c'est tout naturel. Quel moyen sûr ont-elles de discerner si l'enfant crie par besoin ou par tout autre motif?... On objecte que les enfants sont fort exigeants dans les premiers jours de leur vie, que si on les laisse faire, ils seront constamment pendus au sein de leur mère et finiront par l'épuiser. Je réponds que ces craintes sont plus fondées en théorie qu'en pratique. L'enfant est doué d'un instinct sûr, par lequel il est souvent mieux dirigé pour ses besoins, que certains hommes ne le sont par leur raison dont ils sont si fiers. Il tète, quand il a soif; à cet égard, son instinct le conseille rarement mal. Ce qui le prouve, c'est que, quand la faim ne cause pas ses cris, il se console au mamelon, sans téter.

D'après l'aimable et charmant auteur du *Système physique et moral de la femme*, « l'existence du nouveau-né est toute sen-« sitive; quand il ne dort pas, il demande « à sentir et à être affecté. C'est le besoin « de sensations, qui lui fait souvent recher-« cher le mamelon qui est alors dans sa « bouche un simple objet de distraction. « Le silence et l'obscurité l'effraient; et il « est dans le malaise, si rien ne vient « amuser ses yeux ou frapper ses oreilles. « Aussi les couleurs vives attachent-elles « singulièrement sa vue et entend-il avec « plaisir le chant et le babil de sa nourrice! « Ses cris cèdent aussi à un balancement « doux qui lui procure un exercice salutaire

« dont il n'est pas entièrement privé dans « le sein de sa mère. C'est donc en cher- « chant à discerner la faim d'avec le be- « soin d'être distrait qu'on parviendra, « peut-être, à régler le temps qu'il doit « téter chaque jour. » (ROUSSEL.)

Ce n'est toutefois que vers le second mois qu'on peut régler les heures de l'allaitement, surtout la nuit. La mère a besoin de repos; son lait se ressentirait nécessairement d'une insomnie continuelle. Mais heureusement, le nouveau-né a autant besoin de sommeil que de lait; de plus, les enfants élevés dans l'ordre de la nature sont moins tranchés, moins difficiles et, pour me servir de l'expression des nourrices, *moins coûteux* que les autres.

Si, quoiqu'il ait été longtemps au sein, l'enfant est toujours avide et ne se rassasie pas, cela prouve qu'il ne trouve pas dans le lait de sa mère une réparation suffisante; suppléez dès lors à cette insuffisance par du lait de vache coupé, et combinez l'allaitement avec la nourriture artificielle.

Après le sevrage, le régime des enfants doit être simple, varié, et composé des aliments ordinaires de la vie bourgeoise. Habituez-les de bonne heure à vivre comme tout le monde; leur alimentation sera d'autant meilleure qu'elle sera moins recherchée. Leurs repas seront plus fréquents, mais exactement réglés. Empêchez-les de manger à toute heure et de se bourrer de bonbons et de pâtisseries, qui trompent la faim en perdant l'estomac.

2° Enfants nourris artificiellement.

C'est surtout dans ce mode d'alimentation que le régime est indispensable, et c'est parce qu'on ne veut pas le comprendre que tant d'enfants succombent à des irritations gastro-intestinales, résultat de surcharges alimentaires. Le seul moyen de rendre l'allaitement artificiel supportable au nouveau-né, c'est d'imiter le plus possible l'allaitement maternel. Cette vérité bien comprise sauvera la vie à un grand nombre d'enfants.

Au lieu de suivre cette voie si simple, si naturelle, et d'adopter la marche que j'ai tracée à *l'allaitement artificiel*, que font la plupart de nos éleveuses...? *Scribo in aere Cenomano.* Elles sont convaincues que le lait ne peut suffire à la nourriture du nouveau-né. Aussi lui donnent-elles de la bouillie le premier jour de sa naissance; les plus sages attendent huit jours. Je veux bien admettre que ces bouillies mal cuites, souvent réchauffées, soient données dans l'intérêt *mal* compris du nourrisson; mais il me semble que l'intérêt de l'éleveuse y entre aussi pour quelque chose. Ces femmes, fort peu rétribuées, tiennent à gagner leur argent aux meilleures conditions possibles. Or, une remarque que tout le monde peut faire, c'est qu'une bouillie copieuse, donnée le soir par exemple, amène inévitablement une digestion fort laborieuse, et par suite une congestion de l'encéphale et un sommeil de plomb. C'est toujours autant de gagné. Le propre de bien des gens est de ne voir que l'instant présent, sans se préoccuper de l'avenir.

Quelques enfants, vigoureusement trempés, triomphent d'une si brutale alimentation. Leur estomac s'aguerrit, bon gré mal gré, à de si pénibles digestions. Une fois l'habitude prise, l'enfant prend le dessus et devient un bel élève. Ces enfants-là signent de leur embonpoint la perte des autres.

Mais combien y en a-t-il, dont l'estomac et les intestins, impuissants à assimiler des aliments si peu appropriés, deviennent, par cette dangereuse méthode, le siége de phlogoses aiguës ou chroniques? L'enfant est pris alors de symptômes inquiétants, fièvre, tranchée, diarrhée verte, coloration bleue de la peau, érythème des fesses, etc. N'allez pas croire que la présence de ces symptômes soit une raison pour restreindre ou suspendre l'alimentation? — Non vraiment. — L'éleveuse est loin de s'effrayer de cette diarrhée caractéristique, « *l'enfant jette bien son mal* » (*sic*). Cette théorie la rassure. Aussi l'inflexible bouillie s'accumule-t-elle de plus belle dans l'estomac surmené de ces pauvres victimes, qui sont condamnées à ce martyre, jusqu'à ce que la mort les en vienne délivrer.

Voilà pourtant le drame auquel nous assistons tous les jours, nous médecins! Faut-il le dire? Notre voix est impuissante. Une routine absurde et dangereuse l'emporte presque constamment sur les conseils d'une pratique éclairée. Le public, si crédule d'habitude, n'est sceptique qu'à l'endroit d'une médecine intelligente et consciencieuse !... Si dans des cas de ce genre, nous conseillons une diète raisonnée et raisonnable... à peine avons-nous le dos tourné, que l'enfant est surchargé de bouillie... et l'on croit nous jouer pièce... Pauvres gens!... Le médecin doit poursuivre sa mission providentielle ici-bas sans se laisser rebuter par les inconséquences humaines. Il ne doit jamais cesser de protester, de protester toujours et quand même contre des abus si funestes. La vérité, cette sainte fille du ciel, ne peut pas toujours être méconnue.

Il était de mon devoir de m'élever ici hautement contre une pratique trop répandue dans nos pays, pratique si déplorable à tous égards. Mes paroles, je l'espère, auront un retentissement profond dans le cœur des mères, de celles surtout qui se croient obligées d'abandonner leur enfant à des mains mercenaires. C'est à elles, qu'il appartient de détruire une routine aveugle qui tue tant de malheureux enfants. Qu'elles surveillent avec la plus minutieuse sévérité les femmes abusées, à qui elles ont confié ce qu'elles ont de plus cher !... Cette active surveillance portera, *peut-être*, ses fruits. Je m'estimerai bien heureux si j'ai pu sauver quelques-uns de ces petits êtres de l'impitoyable tyrannie de l'habitude.

CHAPITRE V

CHAPITRE V

De la toilette et des soins du corps des enfants.

Si la plus exquise propreté est indispensable comme élément de santé, c'est surtout pour les jeunes enfants. Abandonnés à leurs seuls instincts, ils ne savent ni ne peuvent résister aux besoins qui les sollicitent sans cesse et sont presque constamment mouillés par les urines, ou contaminés par les évacuations alvines.

L'homme, dont l'intelligence si fière ne peut se résoudre à l'obéissance, est pourtant condamné, dans les premiers temps de sa vie, à la dépendance la plus absolue, et c'est avec vérité qu'Hufeland a pu dire, que la première année de la naissance est la suite d'une création dont une moitié s'opère en dedans et l'autre en dehors du sein de la mère. Ce qui tend à établir en d'autres termes, que l'incubation maternelle est aussi nécessaire après qu'avant l'accouchement.

Toutes les fois qu'un enfant s'éveille, il crie, si la nourrice ne vient pas immédiatement à son premier appel. C'est un tyran impérieux, qui tend à tout courber sous le despotisme de sa faiblesse. C'est tout simple. Ce pauvre petit être, s'il n'a pas auprès de lui le cœur d'une mère pour étudier ses besoins et les prévenir, est trop souvent forcé à l'importunité par l'indifférence de ceux qui l'entourent. Or, le nouveau-né n'a qu'un moyen pour implorer une assistance qui lui est si nécessaire, c'est le cri.

J'avoue qu'il y a bien de la cruauté à lui laisser renouveler sa supplique. En général, quand un enfant crie pour ses besoins, on ne doit jamais le laisser crier.

L'enfant éveillé, ne lui donnez pas immédiatement le sein et le biberon, comme quelques nourrices ont l'habitude de le faire; commencez par le changer et le laver.

Ainsi donc, tous les matins, après avoir défait et relevé ses langes pour recevoir ses immondices, la nourrice lave aussi rapidement que possible avec une éponge fine imbibée d'eau tiède, le visage, les oreilles, le col, les mains, toutes les parties souillées par les évacuations; puis après l'avoir essuyé avec des linges doux préalablement chauffés, elle lui donne des langes secs qu'elle attache à la ceinture, en lui laissant les jambes libres.

C'est alors qu'il est bon de lui offrir le

sein ou le biberon. L'enfant, rafraîchi par cette ablution salutaire, tète avec plaisir. En même temps, il étire et détend ses membres avec une sorte de volupté gracieuse. Quand il a bien bu, il est presque toujours disposé au sommeil. On le renferme alors dans ses langes et on le replace doucement dans son berceau.

Dans la journée, il doit être lavé et changé toutes les fois qu'il est mouillé.

Quand on a lavé l'enfant, il faut avoir la précaution de saupoudrer son corps, mais plus particulièrement les parties avoisinant les organes génitaux avec une poudre finement tamisée. Les poudres à la maréchale, de riz, d'amidon, de lycopode parfumé, etc., etc., peuvent être employées avec avantage pour cet usage; elles préservent la peau si fine et si impressionnable des jeunes enfants du contact irritant des urines et des matières fécales. Je donne en ce moment mes soins à une petite fille de quatre mois, dont les urines sont tellement corrosives, qu'elles trouent en quelques jours ses langes de laine.

Dans les premiers temps de l'existence, il est prudent de se servir, pour la toilette des enfants, d'eau tiède à la température de la peau; mais plus tard, en procédant avec une sage mesure, il est facile et utile en même temps de faire usage d'eau à la température de la chambre et puis d'eau froide. Je partage entièrement à cet égard l'opinion d'Hufeland. J'ai soumis bon nombre d'enfants à cette pratique; je n'ai jamais eu à m'en repentir. Il n'y a que les transitions brusques qui soient redoutables. C'est, au reste, le meilleur moyen de fortifier le système nerveux et cutané de l'enfant, et de l'habituer à réagir contre les influences extérieures. L'hygiène bien entendue peut prévenir certaines maladies, surtout celles qui tiennent à l'action de l'air sur la peau, telles que les affections catarrhales, rhumatismales et autres, car s'il est une vérité reconnue, c'est celle-ci : Plus l'homme est familiarisé de bonne heure avec les intempéries de l'atmosphère, moins elles ont de prise et d'action sur lui.

Les bains entiers constituent une des ressources les plus précieuses de l'hygiène de la première enfance; c'est un moyen fort utile, beaucoup trop négligé dans nos pays, où l'on n'a pas même la coquetterie du bain de propreté. Donnés tous les jours, comme l'ont conseillé quelques médecins, ils auraient l'inconvénient de fatiguer et d'affaiblir ; mais une ou deux fois par semaine, ils deviennent souvent le seul moyen thérapeutique praticable pendant les orages de la dentition, et dans certaines maladies de l'enfance. Ils calment, comme par enchantement, ces petits malaises si fréquents au début de la vie, et sont infiniment préférables aux drogues dont il faut être avare en tout temps, mais surtout à cette époque. Ces bains doivent être à une température douce et agréable, à trente degrés centigrades en hiver, à vingt environ en été. L'enfant peut y rester vingt minutes. Quand il commence à prendre de la force, on obtient de bons résultats des bains frais dans la saison chaude. Les bains froids ne sont possibles qu'à un âge plus avancé.

Les femmes du peuple éprouvent une répugnance invincible à laver la tête de leurs enfants. Elles poussent si loin cette répugnance, qu'elles s'abstiennent, pour cette partie, des soins de propreté les plus vulgaires. Qu'arrive-t-il?... Comme elles ont la mauvaise habitude de couvrir outre mesure la tête de leur nourrisson, elles y provoquent une transpiration d'autant plus abondante que, dans l'enfance, les mouvements vitaux tendent plus activement vers cette partie : cet afflux sudoral stimule les bulbes pileux, les force à sécréter une matière qui se concrète, et, la poussière aidant, il se forme une *crasse* épaisse, noirâtre, qui recouvre le cuir chevelu comme une calotte, et à laquelle on a donné le nom d'*enfantin*. Il est impossible de se faire une idée de la frayeur risible qui s'empare de ces pauvres femmes quand on leur propose de faire disparaître cette couche dégoûtante, dont l'odeur est souvent insupportable et appelle sur cette partie une garnison abondante de parasites grouillants, qu'il faut respecter, d'après une théorie vulgaire, *parce qu'ils mangent le mauvais sang* (sic).

En général, les erreurs populaires ont presque toujours leur racine dans quelque opinion des médecins. Quoique moderne, ou plutôt parce que moderne, je m'incline assez volontiers devant l'autorité des anciens et je ne suis pas de ceux qui pensent que la saine observation date de nos jours. Or, une école fort ancienne et bien connue, a établi comme principe de conduite l'aphorisme suivante : « Il faut « laver souvent les mains, rarement les « pieds, jamais la tête. *Sæpe manus, raro pedes, nunquam caput.* » Qu'a fait le peuple?... il est resté fidèle à l'autorité de la médecine ancienne. Cette fidélité l'honore, car elle prouve qu'il tient plus à la tradition qu'on ne le pense.

Mais n'y a-t-il rien de vrai dans cet

aphorisme de l'école de Salerne? et peut-on croire que ce soit sans des raisons fondées sur leur expérience, que les anciens médecins avaient formulé une abstention si absolue? Pour mon compte, j'avoue que ma pratique personnelle est jusqu'à un certain point concordante avec l'observation ancienne. Je pense qu'il faut être sobre de lavages fréquents surtout à l'eau froide sur le cuir chevelu.

Il est facile de nettoyer la tête sans la laver constamment, à l'instar des autres parties du corps; une brosse douce et fine suffit le plus souvent pour la débarrasser de cette sécrétion épidermique qui tend à s'y concréter. Si la brosse est insuffisante, une onction à l'huile d'amandes douces réussit presque toujours. Enfin on peut, à des intervalles éloignés, faire usage d'eau de savon tiède; ces moyens bien simples empêchent *l'enfantin.* S'il survient des gourmes ou quelque autre éruption analogue, il faut avoir recours aux lumières de la médecine.

Gardez-vous bien, quand l'enfant est sevré et peut jusqu'à un certain point se suffire à lui-même, de négliger les soins minutieux de propreté, surtout en ce qui touche les organes sexuels. Ces soins doivent se continuer non-seulement chez les filles, mais encore chez les garçons. La négligence en pareil cas peut devenir la cause déterminante de l'onanisme; il faut y faire une grande attention et ne point se laisser arrêter par des scrupules inintelligents.

CHAPITRE VI

CHAPITRE VI

Du coucher et du sommeil des enfants.

L'existence du nouveau-né est toute végétative : téter, digérer, dormir, voilà sa vie.

Aussi le sommeil lui est-il indispensable dans les premiers mois de son existence ; la nuit ne lui suffit pas pour cette importante fonction, il lui consacre une partie du jour. Quand il a bu, il dort, à moins que sa frêle et délicate machine ne soit douloureusement impressionnée par quelque stimulus interne ou extérieur. Il faut donc le laisser dormir, tant qu'il en manifeste le besoin. C'est une règle qui ne souffre pas d'exceptions.

Ce sommeil est presque toujours d'un bon augure. Pourtant, si l'on en croit M. Donné « quelques enfants ne se livrent « au sommeil prolongé, que parce qu'ils ne « trouvent pas dans le sein de leur nour-« rice une alimentation suffisante. Ce som-« meil exagéré est donc, en certains cas, le « signe d'une nourriture incomplète et doit « appeler l'attention sur l'état de la nour-« rice. » Il importe de tenir compte de cette observation, sans toutefois lui accorder trop d'importance. En pareil cas, la nutrition se fait mal, et ce signe a bien une autre valeur que le sommeil prolongé. Dans tous les cas, n'imitez jamais ces mères trop prudentes qui, lorsque le sommeil de leur enfant se prolonge avec une respiration calme et profonde, les réveillent pour s'assurer de leur existence. Si vous croyez devoir réveiller un enfant, faites-le avec prudence et sans brusquerie.

Il y a quelques règles à poser pour la confection du lit ou du berceau. Les bords en doivent être garnis et matelassés, pour ménager la délicatesse des membres de l'enfant. Ces bords eux-mêmes seront assez élevés pour le retenir, quand il devient assez fort pour se soulever seul dans son lit. On a imaginé dans ces derniers temps des lits en fer qui ressemblent à une nacelle, et qui, quand on oublie de les fixer, obéissent à l'impulsion qui leur est donnée. Ces lits sont dangereux, ils basculent du côté où les entraîne le poids de l'enfant et peuvent occasionner des chutes. J'en ai vu dernièrement un exemple.

Les rideaux peuvent être utiles pour garantir la tête du nouveau-né des courants d'air extérieurs, mais ils ne doivent pas servir, comme cela se pratique trop souvent, à concentrer un air chaud et vicié autour de lui, et à en empêcher le renouvellement fréquent. En effet, on ne se contente pas d'enfermer ces petits êtres dans des rideaux touffus; on les surcharge de couvertures épaisses : on leur jette un mouchoir sur le visage, comme pour tamiser et leur mesurer l'air qu'ils ont à respirer. C'est à peine si, le matin, on aère une chambre où plusieurs personnes ont couché et dont l'atmosphère est chargée d'acide carbonique et d'émanations animales de toute nature. Ces précautions, prises dans l'intérêt mal entendu de l'enfant, et qui ont pour but d'empêcher un air pur d'arriver jusqu'à lui, sont fâcheuses et dénotent peu l'intelligence des besoins vitaux du nouveau-né. *Aer pabulum vitæ.*

Les ballières et les oreillers seront garnis avec de la paille d'avoine ou des feuilles sèches de fougère dont l'arome est fort agréable. Les lits, ainsi faits, se renouvellent facilement, et remplacent avantageusement la plume, les duvets soyeux ou la laine qui entretiennent une chaleur trop vive et trop molle autour de l'enfant, et s'imprégnent trop profondément de l'odeur de l'urine. Il est utile d'avoir plusieurs ballières de rechange.

L'enfant est couché dans son lit la tête haute, tantôt sur un côté, tantôt sur l'autre. Ce lit est disposé de manière que la lumière ne lui arrive jamais de côté; elle doit être reçue par derrière si elle est vive, par devant, au contraire, si elle est tempérée. En général, toutes les fois qu'on veut attirer l'attention d'un enfant sur un objet quelconque, il faut le lui présenter de telle sorte, qu'il le voie directement et sans efforts; ces précautions ont été recommandées pour éviter le strabisme.

Le nouveau-né sera modérément couvert dans lit. Il est indispensable qu'un air pur puisse se jouer autour de lui et n'éprouve aucun obstacle à pénétrer dans ses poumons qu'il vivifie.

Quelques nourrices, pour éviter de se déranger la nuit, prennent leur nourrisson dans leur lit et le laissent s'endormir à côté d'elles. Plus d'un enfant a été étouffé de cette manière. Défendez expressément de telles habitudes et exercez, à cet égard, la surveillance la plus rigoureuse.

Au début de la vie, l'enfant donne au sommeil la moitié de ses journées; plus tard, à mesure qu'il grandit et se développe, le besoin du sommeil devient moins impérieux. Il établit quelques relations avec le monde extérieur, cela le distrait. Aussi, s'il ne dort pas la nuit, est-il sage de l'occuper un peu le jour dans la limite de ses forces, pour le forcer, la nuit, à un repos réparateur.

Il n'est pas de fonction organique qui reconnaisse plus que le sommeil l'empire de l'habitude. Couchez vos enfants, autant que faire se peut, à des heures fixes et régulières. Ces habitudes deviennent un besoin réel auquel ils sont heureux de satisfaire.

A mesure que l'enfant avance en âge, diminuez progressivement le temps qu'il consacre au sommeil diurne et ne lui permettez chaque jour qu'une courte sieste.

Quant aux moyens artificiels préconisés pour provoquer le sommeil, tels que les sirops diacode, thébaïque, les lavements d'eau de pavots, etc., ils sont dangereux et doivent être sévèrement proscrits.

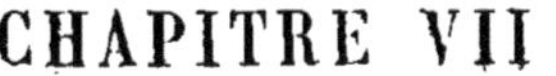

CHAPITRE VII

CHAPITRE VII

Des habitudes et de l'exercice des enfants.

A peine l'enfant est-il sorti de l'utérus de sa mère, que tous les modificateurs extérieurs viennent réagir sur sa frêle organisation. L'air, avec lequel tout son corps se trouve maintenant en contact, pénètre dans ses poumons jusqu'alors vierges ; une nouvelle fonction s'établit brusquement. Détaché du tronc, qui l'a nourri jusqu'alors, il doit en appeler à un autre système d'organes pour la conservation d'une vie qui lui est désormais propre. Cet apprentissage de la vie est douloureux. Aussi tout d'abord, est-il borné aux sensations pénibles qu'il exprime par des cris presque continuels. A mesure qu'il s'accoutume à l'impression exercée par les corps extérieurs sur ses organes si délicats, son existence est moins laborieuse ; il devient accessible aux sentiments agréables, et les manifeste par le rire vers le milieu du second mois. Malgré cela, sa première existence semble condamnée à la souffrance et aux pleurs. Aussi comprend-on facilement l'intérêt que ces chers petits êtres inspirent à ceux qui les entourent, et combien il est naturel de chercher à les soulager par tous les moyens possibles.

Quelques médecins, quand ils ont la plume à la main, tancent vertement les mères assez faibles pour laisser prendre aux nouveau-nés de *mauvaises habitudes*. Ces reproches portent à faux la plupart du temps ; ce qu'il y a de plus remarquable, c'est que ces donneurs de conseils, quand ils sont dans l'intérieur de leur famille, laissent leurs femmes agir comme tout le monde. Dieu n'a pas créé pour rien le cœur des mères.

Une de ces mauvaises habitudes, qui a soulevé tant de protestations dans ces derniers temps, c'est l'habitude si généralement répandue de bercer les jeunes enfants. On tient à ce que ces petits êtres soient placés tout éveillés dans leur berceau, et à ce qu'on les y laisse s'endormir, qu'ils crient ou non!... Si cela était aussi facile à faire qu'à écrire, je trouverais cette pratique fort commode, et je ne doute pas que toutes les nourrices ne l'accueillent avec reconnaissance. Mais ceux qui ont élevé des enfants ailleurs que dans leur cabinet, savent que la chose n'est pas toujours si simple. Quand ils ont des tranchées, ou qu'ils sont tourmentés par les dents, certains enfants sont impressionnés fort douloureusement; ils crient constamment, rien ne peut les calmer. Y a-t-il donc alors un si grand mal à les bercer doucement? J'avoue franchement que je ne le pense pas; un bercement doux me semble salutaire; il distrait l'enfant de ses maux, et est un bon moyen de lui faire sentir son existence. Blâmez l'abus, tant que vous voudrez, mais permettez l'usage.

Une autre habitude que les enfants prennent encore malgré la plus grande surveillance, c'est celle de téter leur pouce ou leurs doigts. Il est souvent bien difficile de faire disparaître cette habitude. On est quelquefois obligé d'attendre que l'enfant ait assez de raison pour en comprendre l'abus. J'ai toujours sous les yeux un jeune enfant qui est maintenant une aimable et charmante jeune fille. Elle tétait son pouce avec fureur. Dans la crainte d'épuisement, je conseillai de rompre une habitude qui me semblait funeste. La pauvre enfant, bien qu'elle fût cruellement tourmentée par les dents, eut les mains emprisonnées dans des poches de toile, solidement fixées sur le lit. La mère eut le courage de résister à la torture qu'on imposait à sa fille. Qu'arriva-t-il?... A défaut de son pouce, cet enfant téta sa langue ; l'habitude avait été déplacée, voilà tout ce qu'on avait obtenu.

Les femmes du peuple, qui élèvent leurs enfants au petit pot, font avec du linge fin une *sorte de tétine* : elles la trempent dans l'eau sucrée et la mettent dans la bouche de l'enfant, quand il crie. Faut-il blâmer cette coutume?... à tort ou à raison, je n'aime pas entendre crier les enfants. Quand un moyen si simple suffit pour les calmer, je redoute peu les conséquences d'une pareille habitude et je laisse faire. On me trouvera peut-être trop tolérant... qu'on se rassure. Autant je passe facilement sur certaines habitudes physiques, dont on a exagéré le danger, et qui tendent toutes, en somme, à diminuer le malaise des jeunes enfants; autant je me montrerai sévère pour ces fâcheuses habitudes morales que la faiblesse des mères entretient chez les enfants quand ils ont quitté la mamelle, et qui caractérisent le type si insupportable de l'enfant gâté. J'en dirai quelques mots dans l'avant-dernier chapitre de ce livre.

L'air et le soleil sont aussi nécessaires à l'enfant que le lait qui forme la base de sa nourriture. Comparez, à cet égard, l'enfant des grandes villes à celui des campagnes, toutes conditions de santé égales d'ailleurs. Autant le premier est étiolé et pâle, autant le second est fort et coloré. Il est donc nécessaire de le soumettre de bonne heure à cette vivifiante influence.

Dans la première année de son existence, l'enfant ne prend guère d'exercice que celui qui lui est communiqué; il faut le sortir souvent, par tous les temps, avec la précaution de le couvrir convenablement suivant la saison. D'abord, il est prudent de le tenir couché sur un oreiller à cause de la faiblesse de l'épine dorsale et de la pesanteur de la tête. Ce n'est que plus tard qu'on peut le sortir à bras, quand il est assez vigoureux pour se soutenir seul sans effort et sans danger. Ces bains d'air et de soleil, si je puis m'exprimer ainsi, fortifient l'enfant, donnent du ton et de la coloration à sa peau, et lui apprennent à lutter contre les influences atmosphériques.

Vers le quinzième mois environ, les os

de l'enfant acquièrent assez de solidité pour soutenir le poids du corps. Quelques enfants marchent, je le sais, avant cette époque; mais, à mon sens, il y a danger à l'essayer. Les colonnes d'appui trop faibles plient sous leur fardeau, se courbent en divers sens, et peuvent donner aux membres inférieurs une direction vicieuse. Lorsque l'enfant est assez fort pour pouvoir se transporter seul d'un endroit à un autre, on lui présente, à quelque distance de l'endroit où il se trouve, un objet qui lui fasse plaisir, et on l'invite à le venir chercher. Mû par le désir de posséder ce qu'on lui offre, il hésite d'abord; puis bientôt surmontant sa timidité et oubliant sa faiblesse, il se hasarde en chancelant et ne tarde pas à goûter le charme d'une première difficulté vaincue. De timide, il devient entreprenant et semble vouloir, à tout moment, faire preuve de puissance et de liberté. Aussi est-ce à ce moment que l'enfant réclame le plus de surveillance. Ignorant le danger, il s'y jette en aveugle (*).

En établissant en principe qu'il ne faut solliciter les enfants à faire usage de leurs membres inférieurs que lorsqu'ils sont assez solides pour porter le poids du corps, je dis assez quelle est mon opinion sur les lisières, les petits chariots et tous les moyens employés pour soutenir les enfants dans les essais tentés pour les faire marcher. Les lisières soulèvent trop les épaules, forcent l'enfant à courber le col en avant, et

(*) Il faut alors exagérer les précautions. Le haut des escaliers sera fermé avec de petites portes-barrières. Les cheminées seront *toujours garnies de garde-feu*. J'ai vu dernièrement une petite fille de deux ans que sa mère surveillait avec amour. Cette enfant, auquel on avait inspiré l'horreur du feu, ne s'en approchait jamais. Il y a

deviennent quelquefois le point de départ d'une conformation vicieuse de la colonne vertébrale. Tous ces moyens sont mauvais, en ce sens qu'ils l'habituent à être toujours soutenu, qu'ils alimentent, pour ainsi dire, sa défiance, et qu'ils retardent ainsi le moment où il pourra marcher seul.

quelques jours, par une fatalité cruelle, la pauvre mère fut obligée de quitter sa fille, une minute à peine, pour aller dans un appartement voisin; elle lui recommande expressément de ne pas bouger de sa chaise. A peine est-elle sortie, que l'enfant se lève, approche de la cheminée, met le feu à sa robe et meurt le lendemain dans des souffrances horribles.

CHAPITRE VIII

CHAPITRE VIII

De la première dentition, de son évolution physiologique et des soins qu'elle nécessite.

L'époque de la première dentition est une époque redoutée par les gens du monde et même par les médecins. On attribue généralement au travail qui précède, accompagne ou suit l'évolution dentaire, presque toutes les maladies de la première enfance, et on l'accuse de l'effrayante mortalité qui décime les jeunes enfants. Cette accusation n'est pas fondée; cette mortalité tient à bien d'autres causes, que j'ai indiquées plus haut.

La dentition est une opération naturelle,

qui rentre dans les prévisions du Créateur, et qui n'est pas plus une maladie que la puberté par exemple. Tous les jours un grand nombre de jeunes filles deviennent nubiles sans éprouver le moindre accident, tandis que d'autres puisent dans cette transformation des éléments multiples de maladie. Faut-il en accuser la puberté?... Non, mais bien une organisation défectueuse et maladive, chez qui une fonction naturelle ne peut s'établir sans produire des désordres de toute nature. Il en est de même de la dentition. Elle peut prédisposer à certaines affections; elle est souvent l'étincelle qui met le feu aux poudres; elle réveille parfois certains ferments morbides, ensevelis dans l'organisme, mais elle ne les crée pas. Quel serait donc le seul, l'unique moyen de conjurer de tels dangers et de diminuer en conséquence une mortalité si fâcheuse? Ce serait de ne donner naissance qu'à des enfants sains, robustes et bien constitués... Qu'on le fasse, ou plutôt qu'on cherche à le faire!... Le problème sera bientôt résolu, surtout si les mères daignent consentir à l'allaitement.

Il en est de la dentition comme de tous les phénomènes de l'économie animale; elle présente une foule de variétés relatives à son époque, à sa durée, etc. En général c'est du sixième au neuvième mois, rarement plus tôt, quelquefois plus tard, que les dents incisives moyennes de la mâchoire inférieure percent le tissu des gencives; puis viennent les incisives correspondantes. Un ou deux mois après, les incisives latérales se montrent; du douzième au quatorzième mois, les petites molaires succèdent aux incisives, laissant entre elles et ces dernières, un intervalle qui sera rempli plus tard par les canines ou laniaires, dont l'éruption est plus tardive et plus difficile. Enfin, les dernières petites molaires complètent, vers l'âge de deux ans et quelquefois plus tard, l'appareil de la première dentition. Ces dents sont temporaires, se renouvellent vers l'âge de sept ans et sont dites *dents de lait*.

Cet ordre n'est pas toujours aussi régulier que je viens de l'indiquer; ainsi, l'éruption peut commencer par les incisives latérales ou les canines. Quelquefois, mais plus rarement, les dents sortent toutes ensemble.

Il peut arriver que les dents percent avant la naissance. Louis XIV était dans ce cas; Mirabeau aussi. Cette précocité, du reste, si l'on en croit Baudelocque, n'est pas toujours la suite du développement extraordinaire de l'enfant, ni le présage d'une constitution meilleure ; elle tient sans doute à des anomalies de secrétion jusqu'ici inexpliquées.

L'éruption tardive est plus fréquente. Van-Swieten a vu, chez une jeune fille fort saine, les premières dents paraître au dix-neuvième mois. Lauzoni parle du fils d'un apothicaire qui eut ses premières dents à sept ans, et ne parla qu'à cette époque. Enfin, Baumes, dans son traité de la première dentition, cite un huissier de sa connaissance, auquel il n'est jamais sorti de dents!... Après tout, l'éruption tardive expose à moins de dangers que l'éruption prématurée.

Quittons le domaine du merveilleux pour rentrer dans la réalité.

Les premiers germes dentaires commencent à paraître dès le quatrième mois de la conception : ils continuent de se développer après la naissance; mais ce n'est que vers le sixième ou le septième mois de la vie que ces osteites percent le tissu gingival. Longtemps avant cette apparition, l'enfant est pris d'une salivation plus ou moins abondante; cet écoulement de salive est salutaire; il favorise le ramollissement des gencives et en prévient la douleur et l'inflammation. En même temps, il éprouve le besoin de mordre et de mâcher tous les corps durs qu'il peut saisir. Cette pression semble le soulager. Pour obéir à cette indication et pour satisfaire à ce besoin instinctif, on a fabriqué de petits instruments en os, en ivoire, en corail. Ces hochets durs, vantés par les uns, dépréciés par les autres, ont le grave inconvénient d'endurcir les gencives, de les rendre calleuses, et de nuire ainsi à la sortie des dents. Au lieu de la favoriser, ils deviennent même nuisibles, quand la gencive est rouge, tendue, enflammée, et que la pointe de la dent presse sur le tissu fibreux. Il faut donc, en tout état de cause, donner la préférence aux hochets faits avec les racines de réglisse ou de guimauve, les figues sèches, les gimblettes et même la croûte de pain sèche, ou enduite de miel ou de confitures.

Jusqu'à présent tout reste, ou à peu près, dans l'ordre physiologique. La salivation, le gonflement et la tension du bord alvéolaire, la rougeur alternative des joues, les mouvements automatiques de l'enfant qui porte tout à sa bouche, ne peuvent être considérés comme des accidents; ils dévoilent le travail dentaire. Un grand nombre d'enfants font leurs dents sans éprouver d'autres symptômes; ils sont seulement plus susceptibles, plus irritables, plus disposés à l'agitation et aux cris.

La dentition, quand elle suit cette marche, doit être abandonnée aux ressources de la nature qu'on peut aider par quelques soins hygiéniques bien entendus. Il faut faire prendre à l'enfant des bains plus fréquents, lui choisir des hochets appropriés à la sensibilité de ses gencives qu'on se trouvera bien de frotter doucement avec les doigts imprégnés de mucilage de graine de lin ou de gomme adragant. La précaution la plus importante et celle à laquelle on songe le moins, c'est de cesser toute alimentation solide et notamment les bouillies, pour se borner au sein ou au biberon, surtout lorsque le travail dentaire pousse activement le sang vers le cerveau; il convient aussi de favoriser le repos et le sommeil de l'enfant par le silence, l'obscurité et un *bercement* doux. S'il survient du dévoiement, ne vous hâtez pas de l'arrêter;

ce dévoiement est souvent salutaire et forme une dérivation utile : combattez-le seulement quand il affaiblit l'enfant et prend le caractère franchement phlegmasique. La diète, les demi-bains d'eau de son, la décoction de riz pour tisane, les lavements à l'eau de son ou à l'eau de riz légèrement amidonnés, les cataplasmes de farine de lin sur le ventre, suffisent le plus souvent. La constipation, au contraire, est nuisible. Il est important, pendant les crises dentaires, de favoriser, par tous les moyens possibles, la liberté du ventre. Les suppositoires, les lavements miellés ou additionnés d'huile d'olives, sont fort utiles en pareil cas (*). Ils sont

(*) On donne le nom de suppositoires à des médicaments solides, composés avec le savon, le beurre, le beurre de cacao, etc., seuls ou imprégnés de divers liquides comme l'huile d'olives et d'amandes douces, et ayant la forme d'un cône allongé et qu'on introduit dans le rectum par l'anus. Ils

infiniment préférables aux purgatifs, si doux qu'ils soient, administrés par la bouche.

Malheureusement les choses ne se passent pas toujours aussi régulièrement. Trop souvent la dentition se complique d'accidents formidables qui mettent en danger la vie des enfants. Il n'entre point dans mon plan de décrire ici ces complications; elles rentrent dans la médecine proprement dite, et un médecin peut seul en triompher par une médication intelligente et énergique. Les conseils qu'on donne, à cet

provoquent habituellement des garde-robes quand ils ont séjourné un certain temps dans l'intestin. Quant aux lavements, je dois dire quelques mots sur la manière de les administrer. Il faut une petite seringue de la contenance de 150 à 200 grammes; à cette seringue on adapte une canule en gomme élastique de 15 à 20 centimètres, assez résistante pour être introduite facilement, et pourtant assez souple pour céder au moindre obstacle, et ne pas blesser l'enfant dans les mouvements rapides qu'il

égard, aux gens du monde, les égarent plutôt qu'ils ne les éclairent; ils peuvent encore leur donner une sécurité trompeuse et les empêcher de recourir à temps aux lumières de la médecine. Recommandons seulement aux mères, lorsque la dentition s'annonce difficile, d'insister encore davantage sur les préceptes d'hygiène énoncés plus haut; car s'il appartient à la médecine de combattre les maladies, il est du domaine de l'hygiène de les prévenir.

peut faire. L'enfant est placé en travers sur les genoux de sa bonne, les jambes et les cuisses pendantes; la canule, préalablement enduite d'un corps gras, est introduite à une certaine profondeur et maintenue sans efforts. La personne chargée de donner le lavement s'assure que la seringue est bien remplie, imprime au bâton de celle-ci un mouvement de rotation sur son axe, et pousse doucement le liquide sans s'arrêter. La quantité du liquide injecté doit être en relation avec l'âge de l'enfant.

CHAPITRE IX

CHAPITRE IX

Du vaccin, des conditions d'une bonne vaccination, de l'hygiène de l'enfant vacciné.

L'humanité tout entière bénit le nom de Jenner. Jamais gloire ne fut plus pure, ni mieux assise. La beauté reconnaissante ne se lassera jamais de tresser des couronnes à l'homme immortel qui a découvert la vaccine (*).

Qu'on veuille bien se reporter par la

(*) « Vénus, du haut de l'Olympe, a dû sourire « à Jenner, et l'amour, toujours heureux du bonheur de sa mère, lui aura, par les soins du zéphir, « envoyé trois baisers. »

DECLAT, *Hygiène des nouveau-nés.*

Qu'on dise, après cela, que les médecins n'ont pas l'esprit poétique !...

pensée à cette époque fatale où la petite vérole sévissait en toute liberté! On la voit non-seulement moissonner une foule de chères et tendres existences, mais encore laisser après elle de hideuses et indélébiles cicatrices, de sorte que, par un raffinement cruel, elle défigurait affreusement ceux qu'elle ne pouvait tuer. Qu'on pèse bien ces souvenirs et qu'on me dise si le génie bienfaisant, qui a su préserver les hommes d'un tel fléau, ne mérite pas, à tout jamais, l'amour et la reconnaissance de la postérité!

De nos jours, cette précieuse découverte est en butte à des attaques violentes et passionnées. Notre siècle sceptique et blasé s'attaque à toutes les nobles, à toutes les généreuses idées : il ne veut rien laisser debout, sauf à reconstruire sur des ruines. La vaccine n'a point échappé à cette malheureuse tendance; il s'est trouvé des hommes, que dis-je? des médecins qui, séduits par des sophismes dignes d'Erostrate, n'ont pas craint de porter une main sacrilége sur la plus admirable conquête des temps modernes. Ils accusent la vaccine qui préserve de la petite vérole, de produire plus tard la fièvre typhoïde. La mort, cette impitoyable niveleuse, doit avoir son contingent de victimes; ce que la vaccine lui enlève, la fièvre typhoïde le lui rend. Concluez-en que la vaccine est un fléau, au lieu d'être un bienfait.

Voilà pourtant où conduit la logique des chiffres, car c'est sur la statistique qu'on s'est appuyé pour arriver à cette belle conclusion. La lutte est engagée, mais qu'on se rassure! la vaccine sortira triomphante de cette épreuve décisive. Ses détracteurs auront le sort du serpent de la fable, ils useront leurs dents sur la lime.

La vaccine est l'inoculation chez l'homme du cowpox ou plutôt du virus contenu dans les pustules qui se développent sur le pis de la vache. Cette opération extrêmement simple, exempte de tout danger, détermine une éruption pustuleuse, de nature spécifique, qui préserve presque constamment de la petite vérole, et la rend toujours moins dangereuse.

Je n'ai point à décrire ici cette opération, ni la marche, le développement et les suites de la vaccine. Je me bornerai à quelques considérations générales sur l'époque et l'opportunité de la vaccination, et sur les soins qu'elle réclame.

Tous les enfants doivent être vaccinés; c'est une règle qui ne souffre pas d'exception. Quelques mères hésitent encore devant cette légère opération, c'est un tort. Qu'elles songent que cette négligence peut avoir une grande influence sur l'avenir de leurs enfants! car si la beauté de la forme n'est pas indispensable, elle ne laisse pas de contribuer au bonheur dans cette vie.

En général, la vaccination réussit mieux dans l'enfance qu'à une époque plus avancée de la vie. L'enfant peut être vacciné immédiatement après sa naissance. M. Husson a vacciné ses propres enfants, l'un à la quatrième heure, et l'autre à la douzième heure de sa naissance. Une telle conduite n'est point à imiter. L'absorption se fait moins bien à cet âge, et l'on a remarqué que pendant les deux premiers mois de la vie, la vaccination ne réussit que sur le tiers des enfants qui y sont soumis. L'époque la plus favorable pour cette opération est de deux à six mois.

A moins de circonstances urgentes et exceptionnelles, telles qu'une épidémie de variole, il faut que l'enfant soit bien

portant pour être vacciné; il est bon aussi qu'il ne soit pas tourmenté par une crise dentaire, bien que les partisans zélés de la vaccine aient écrit qu'elle agissait sur la pousse des dents et la rendait plus facile et moins douloureuse.

Toutes les saisons sont favorables à l'action de la vaccine; cependant on a observé que l'inoculation se fait mieux par une température modérée, que par une grande chaleur ou un grand froid. C'est une raison pour préférer le printemps et l'automne, à l'été et à l'hiver.

La vaccination échoue quelquefois, soit que le virus soit affaibli, soit que l'inoculation n'ait pas été faite convenablement. On doit alors recommencer l'opération. Si cette nouvelle inoculation ne réussit pas mieux, il est prudent d'attendre l'année prochaine. Si enfin une troisième tentative échoue encore, on peut en conclure que l'enfant, comme cela arrive parfois, est réfractaire à l'action de la vaccine. Malgré cela, il convient de le faire revacciner de temps à autre. J'ai vu dernièrement le vaccin se développer sur un enfant de dix ans, sur lequel six vaccinations antérieures avaient échoué.

Les gens du monde, quand il s'agit de faire vacciner leurs enfants, préfèrent, en général, la vaccination de bras à bras. Ils exigent que le vaccin soit pris sur un bel enfant, convaincus que la santé du sujet influe sur les qualités du virus. Ils ont raison, car bien qu'on ait essayé de démontrer que le vaccin, pris sur un enfant malsain et même scrofuleux, ne puisse en aucune manière transmettre le vice dont cet enfant est atteint, il vaut mieux le recueillir sur un sujet sain et vigoureux, parce que le vaccin, comme une plante, croît mieux dans un bon terrain que dans un mauvais.

Les femmes du monde éprouvent aussi une grande répugnance à laisser prendre du vaccin sur leurs enfants; elles craignent que cela ne les épuise, et ne diminue peut-être l'action préservatrice de la vaccine. C'est une erreur : elles sont fort heureuses quand une femme du peuple, mère d'un bel enfant, veut bien consentir à leur donner du vaccin. Qu'elles daignent aussi rendre quelquefois le même service, surtout quand il n'en résulte aucun dommage pour l'enfant ! Un tel exemple venu de haut dissipera bien des antipathies.

Il n'est pas nécessaire d'appliquer un appareil sur le bras de l'enfant vacciné. Il faut laisser sécher les petites plaies, éviter sur elles le frottement de la laine ou d'une toile grossière, et ne pas serrer le bras dans un vêtement trop étroit. Rien, du reste, ne doit être changé dans le régime de l'enfant; il faut le nourrir et le sortir comme d'habitude, à moins que le temps ne soit trop froid ou trop pluvieux. Si, vers le septième jour, il survient de la fièvre et de la rougeur autour des boutons, il est bon de lui faire prendre un bain, de réduire ses aliments, d'appliquer sur le bras des cataplasmes de farine de lin et de lui offrir quelques boissons rafraîchissantes. Ces légers nuages ne tardent pas à se dissiper, et tout rentre dans l'ordre.

La vaccine ne préserve pas toujours de la petite vérole, comme l'avait cru Jenner. On estime que, dans l'état actuel des choses, il est prudent de se faire revacciner tous les douze ans. C'est une précaution qu'il est bien facile de prendre.

CHAPITRE X

CHAPITRE X

Considérations générales sur l'hygiène morale de l'enfance.

Tout n'est pas fini, quand on a pourvu aux besoins physiques et matériels de l'enfant; il reste encore une tâche plus belle, plus élevée, et, disons-le, plus difficile, celle de diriger les premiers élans du cœur et de surveiller les premières empreintes faites sur cette cire si pure et si délicate, à laquelle on a comparé, non sans quelque raison, l'âme de l'enfant. De ces premières impressions dépend souvent l'avenir de l'homme, et comme il est bien difficile de les effacer complètement, il importe beaucoup de n'en donner et de n'en recevoir que de bonnes.

Cette noble tâche incombe de droit aux mères. C'est une des raisons les plus sérieuses, ajoutée à bien d'autres, qui doit les engager à nourrir; car si l'on peut nier que les vertus et les passions se transmettent par la lactation, quoique ce soit l'opinion de l'antiquité tout entière, il est incontestable que le moral si tendre d'un jeune enfant peut être fâcheusement impressionné par son contact journalier avec une femme grossière, dont les sentiments bas, étroits et parfois dépravés sont trop souvent exprimés crûment devant lui. N'est-il pas à craindre que ces premières semences, jetées ainsi inconsidérément dans une terre vierge, ne produisent des fruits désastreux?

L'étude de la première enfance décèle, dans ces corps faibles et délicats, une nature uniquement occupée de sa conservation et de son développement. Leur âme, encore peu accessible aux passions, et enlacée pour ainsi dire dans des liens maternels, attend, pour se manifester, que les instruments qu'elle doit mettre en œuvre aient acquis un certain degré de perfection. Bientôt les sens se développent, le cerveau se fortifie et devient apte à percevoir les impressions qui lui sont transmises par eux. L'enfant établit des relations avec le monde extérieur. Dans ces premières opérations, le centre sensitif et intellectuel est purement passif et reçoit machinalement ces impressions. Elles lui sont toutes communiquées; elles lui viennent toutes du dehors. De là, la nécessité de surveiller activement les premiers aliments fournis au cœur et à l'intelligence. L'âme des jeunes enfants est une glace limpide; non-seulement elle réfléchit les images, mais elle en garde l'empreinte. Aussi n'est-ce pas sans raison que les anciens ont émis cet axiôme, « qu'on ne peut avoir trop de respect pour l'innocence des enfants ? »

L'hygiène morale comprend la culture du cœur et de l'esprit, du moral et de l'intelligence. Les hommes ont la prétention de diriger la seconde naturellement plus tardive. Je n'en dirai rien ici. Le jeune enfant, tout entier à la végétation, appartient à l'éducation physique ; son cerveau mou et irritable n'admet pas sans danger la culture intellectuelle ; mais on peut cultiver son âme affective et diriger ses premiers sentiments. Cette direction a été abandonnée aux femmes. C'est à elles qu'il appartient de veiller sur le moral de leurs enfants et de leur former le cœur et le caractère. Pour cela, il est nécessaire que l'amour immense, qu'une mère voue à son enfant, soit gouverné par un esprit ferme et un jugement sain. L'enfant possède en germe les passions et les défauts qui peuvent perdre l'homme fait; il importe de le modifier dès la plus tendre enfance. La chose sera d'autant plus facile, qu'elle sera essayée dès le berceau.

Les tout jeunes enfants sont disposés par leur faiblesse à la colère et à la peur. Il faut lutter de bonne heure contre ces dispositions en quelque sorte originelles. Au début de la vie, leur faiblesse fait qu'on leur cède à peu près sur tout; il est souvent bien difficile de faire autrement. Pourtant, il faut dès à présent étudier leurs tendances, les réformer doucement si elles sont mauvaises, les encourager au contraire si elles sont bonnes. Ainsi on satisfera, dans les limites du possible, aux besoins du nourrisson ; mais on ne cédera jamais à la pression de sa colère ; il en comprend vite l'abus et se corrige.

Pour remédier à la peur, il convient de les habituer, dès les premiers jours, à rester éveillés dans leur berceau sans avoir personne auprès d'eux, à dormir sans avoir la main de leur bonne dans la leur et sans avoir constamment une veilleuse allumée dans leur chambre la nuit. Accoutumez-les à l'obscurité, aux bruits de toute nature, même à celui du tonnerre, au feu des éclairs ; surtout n'en paraissez pas effrayés vous-même, car beaucoup de mères, fort épouvantées, communiquent leurs frayeurs à leurs enfants. Ces petits êtres, essentiellement imitateurs, se rassurent quand ils voient tout le monde rassuré autour d'eux. Que les nourrices se gardent bien de conter à leurs nourrissons, quand ils sont plus avancés en âge, des histoires de revenants et de tenir leur imagination toujours en éveil sous la menace incessante de Croque-mitaine!... Ces recommandations sont fort importantes. La raison ne suffit pas toujours à certaines personnes pour se débarrasser entièrement de quelques-unes de ces premières impressions de leur enfance (*).

A mesure que l'enfant grandit, ses penchants se dessinent; ses défauts s'accentuent. Les principaux sont la gourmandise, la jalousie, la paresse. La sobriété est une des plus belles qualités de l'homme; cultivez-la chez l'enfant. Que ses repas soient courts, peu recherchés et immédiatement suivis d'une récréation attrayante! Les mères ne doivent jamais montrer de préférence pour aucun de leurs enfants, mais témoigner

(*) Je connais bien des hommes qui ne passeraient pas la nuit seuls dans un cimetière.

à tous la même affection. Par là, elles empêcheront la jalousie de naître ou de s'accroître.

Quant à la paresse, elle est, pour ainsi dire, inhérente à la nature de l'homme. Bien peu d'enfants travailleraient s'ils n'y étaient forcés ; une grande persévérance est nécessaire pour arriver à ce résultat. La reproduction mille fois répétée des mêmes actes devient une seconde nature. Il est donc important d'habituer de bonne heure l'enfant aux travaux de l'esprit, sans le fatiguer toutefois. Cette habitude, d'abord pénible à contracter, devient à la longue un besoin, une distraction, un plaisir même; et comme les plaisirs de l'intelligence sont les plus nobles et les plus aimables de tous, ils forment la plus douce consolation de l'homme fait dans les peines de la vie.

Forcez vos enfants à l'action et ne leur

venez pas constamment en aide dans les actes les plus vulgaires. Les enfants riches sont malheureux à cet égard ; on les habille, on les fait manger, on prévoit tous leurs besoins, tous leurs désirs. J'en connais qui, à huit ans, ne savent ni s'habiller, ni couper leur viande, ni prévoir à aucune des exigences de la vie. C'est ainsi qu'on fait des hommes faibles, indécis ; ils sont trop habitués à compter sur les autres, pour savoir prendre un parti décisif.

L'homme n'a pas que des plaisirs et des droits sur cette terre ; il a trop souvent des peines et surtout des devoirs. Or, tout devoir coûte ; il faut dresser les enfants à les remplir résolument et sans hésitation, et à trouver leur récompense dans la satisfaction que donne à la conscience le sentiment d'un devoir accompli. Habituer les enfants à les remplir par l'appât d'une récompense matérielle est une faute. On les expose à de trop cruelles désillusions. De bonne heure encore, il faut façonner l'enfance à la règle, à l'obéissance, à la lutte, au sacrifice, à la résignation. C'est là le secret du bonheur. Les jeunes gens qui arrivent désarmés devant les nécessités de la vie, sont inévitablement malheureux.

Il importe aussi de leur faire comprendre le prix du temps et l'indispensable nécessité de ne jamais rien remettre au lendemain. Combien de personnes sommeillent au lieu d'agir et sont surprises par le dernier sommeil sans avoir eu le temps de commencer leur journée !

Sentinelles vigilantes, que les mères ne laissent rien arriver de grossier ni d'impur à l'âme de leurs enfants ! qu'elles exigent de leurs domestiques et même de leurs maris la plus grande retenue et la plus grande circonspection dans leurs actes et dans leurs paroles! rien ne se fait ni ne se dit impunément devant les enfants. Elles doivent aussi leur inspirer l'amour du beau, du bon, de la vertu, les former à la politesse qui est le cachet d'une bonne éducation, ouvrir leur âme à la sublime morale de l'Évangile et préférer en toute circonstance l'honnêteté du cœur au brillant de l'esprit. Mais ici le précepte est insuffisant : il glisse sur le fond si léger et si mobile de l'enfant; l'exemple est indispensable. Forcez vos enfants à vivre, pour ainsi dire, dans une atmosphère d'honnêteté, de loyauté, d'honneur : leur âme, faite à cette atmosphère, n'en pourra plus supporter d'autre.

Certaines mères poussent la faiblesse au point de ne vouloir contrarier leurs enfants en quoi que ce soit; elles les aiment jusque dans leurs défauts; elles sourient à leurs caprices. Une telle faiblesse est coupable. Tous les enfants ainsi gâtés deviennent infailliblement de mauvais sujets. Les caprices de l'enfant sont les vices de l'homme fait, et les fautes légères dont vous riez aujourd'hui deviendront des crimes plus tard. Trop heureuses sont-elles, quand cette fatale faiblesse ne leur est pas reprochée en termes cruels!...

La médecine est un sacerdoce; elle nous initie souvent aux plaies les plus intimes des familles. Une femme, à laquelle je donne mes soins depuis quelques années, a élevé seule, après la mort de son mari, un fils unique, l'objet de toutes ses veilles, de toutes ses préoccupations, et pour lequel elle a épuisé tous les trésors, toutes les faiblesses de son cœur. Jamais enfant ne fut choyé de cette manière. Ses caprices les plus déraisonnables furent respectés par cette mère idolâtre. Elle n'avait que lui et craignait tant de le perdre..... Cet enfant a grandi. Jeune homme, il a compromis dans de sales et honteuses orgies sa fortune, sa santé et même son nom. Revenu près de sa mère, il y a quelque temps, il en fut reçu comme l'enfant prodigue. Un jour, elle crut devoir lui faire devant moi quelques douces remontrances sur sa conduite : « C'est votre faute, lui répondit-il brutalement, pourquoi ne m'avez-vous pas mieux élevé? » Quelle dure et cruelle leçon! Puisse-t-elle profiter à toutes les mères assez faibles pour perdre leurs enfants à force de les aimer?

CHAPITRE XI ET DERNIER

CHAPITRE XI ET DERNIER

De l'hygiène de la mère.

« Point de mère, point d'enfant, » a dit quelque part un illustre écrivain ; c'est une grande vérité. Ces deux êtres sont si intimement liés, que la souffrance de l'un trouve inévitablement dans l'autre un douloureux retentissement. Aussi, dans un livre consacré à l'hygiène de l'enfant, celle de la mère doit-elle trouver sa place. Je diviserai ce chapitre en deux sections bien naturelles : la première comprendra les soins relatifs à la femme dans ses couches proprement dites; la seconde, l'hygiène de la mère pendant l'allaitement. De cette manière, en se reportant au chapitre Ier qui traite des précautions pendant la grossesse, j'aurai suivi la femme dans toutes les phases de la plus noble et de la plus sainte fonction qu'elle ait à remplir.

§ 1er

DES SOINS RELATIFS A LA FEMME PENDANT SES COUCHES.

A. Premiers soins.

L'accouchement terminé, et les premiers soins donnés au nouveau-né (voir chap. II), il devient nécessaire de s'occuper de la mère. La première chose à faire est de laver avec précaution la vulve, les cuisses, toutes les parties en un mot souillées par les eaux, le sang et les autres matières qui s'échappent pendant le travail. Il suffit pour cela d'une éponge fine, imbibée d'eau tiède, pure ou aiguisée de vin blanc, si les parties sont molles et relâchées; elles seront ensuite soigneusement essuyées avec une serviette douce, fine et préalablement chauffée.

Cette opération préliminaire terminée, il faut changer les vêtements de l'accouchée et la transporter de son lit de *misère* dans son lit de couche.

Ses vêtements seront larges, souples, suffisants pour la garantir des influences atmosphériques. Trop épais ou trop nombreux, ils provoquent une transpiration forcée et appellent la fièvre. L'habitude qu'on a de couvrir outre mesure les femmes accouchées, surtout celles qui, après le travail, sont prises d'un frisson nerveux, est mauvaise et doit être proscrite par une sage hygiène.

Pour quelques femmes, les soins de la chevelure sont si nécessaires, si impérieux même, que la moindre négligence à cet égard leur devient un supplice. Il convient, avant le travail, de peigner avec soin les cheveux, de les redresser à la chinoise et de les tenir roulés sous un bonnet bien attaché. Il est imprudent de les entretenir ou de les faire couper dans les premiers jours de la couche. Les soins de propreté qui s'y rattachent, ne peuvent être appliqués qu'après la fièvre de lait et lorsque la mère est assez bien remise pour supporter l'ébranlement que cette opération nécessite.

Le lit destiné à recevoir l'accouchée doit être garni d'une toile cirée et d'alèzes pliées en plusieurs doubles. Ce lit, du reste, ne réclame aucune indication particulière, si ce n'est que la femme sera bien plus sainement et plus commodément sur le matelas que sur un lit de plumes. C'est une heure environ après l'accouchement, qu'il est bon de la transporter sur son nouveau lit. Cette opération demande beaucoup de prudence. Un homme vigoureux la prendra dans ses bras et la déposera sans secousse dans son lit de couches. Il est des femmes qui refusent d'être portées; elles se lèvent, marchent et montent elles-mêmes sur leur lit. Cette conduite est dangereuse; elle expose aux hémorrhagies, aux chutes ou aux déplacements de matrice.

La femme couchée, il reste à soutenir le ventre et à garnir la vulve.

Bien qu'on en ait dit, l'habitude de soutenir l'abdomen de la nouvelle accouchée par un bandage approprié, ne me semble pas mériter les reproches qui lui ont été adressés par un grand nombre d'accoucheurs. Ce bandage n'a pas seulement pour but de satisfaire un futile besoin de coquetterie, il sert évidemment à venir en aide aux muscles abdominaux si distendus pendant la grossesse, à favoriser le retrait de l'utérus, à diminuer l'afflux des liquides vers cet organe et à en prévenir, par conséquent, l'engorgement.

Il importe seulement qu'il soit convenablement appliqué, qu'il ne se roule pas en corde, et qu'il ne comprime pas maladroitement les parties qu'il est destiné à soutenir. Ce bandage se compose d'une première serviette pliée en écusson, et placée sur l'hypogastre, la pointe tournée du côté de la vulve, puis d'une seconde, pliée en deux ou trois suivant sa longueur, et qu'on applique comme un bandage de corps autour du ventre, en y comprenant les hanches. On évite les plis en soutenant cette dernière serviette, en haut par un scapulaire, en bas, en y fixant l'appareil qui sert à garnir la vulve.

On se sert, à cet effet, d'une serviette très-fine pliée en trois ou quatre, assez longue pour embrasser la vulve et se fixer en avant et en arrière au bandage que je viens de décrire : cette garniture, que beaucoup de femmes négligent à tort, est cependant fort utile pour recevoir les matières qui s'écoulent du vagin, et les empêcher de se répandre et d'infecter le lit. Elle doit être médiocrement serrée et renouvelée fréquemment.

B. Soins consécutifs.

Le plus grand calme est nécessaire après la couche, et plus particulièrement jusqu'à ce que l'évolution laiteuse soit accomplie. Il est donc important d'écarter avec le plus grand soin tout ce qui peut troubler le repos de l'âme et du corps de la nouvelle accouchée. En général, il s'attache un si grand intérêt à cet acte par lequel un nouvel être entre dans le monde, que toutes les connaissances de l'accouchée tiennent à voir la mère et l'enfant. Il faut savoir résister à cette curiosité intempestive. Mais presque toujours les *intimes* demandent avec instance à être introduites ; si l'on a la faiblesse de faire la moindre concession, il en résulte un caquetage insupportable qui fatigue l'accouchée et est souvent la cause occasionnelle d'accidents sérieux.

Ce calme précieux, qu'il faut savoir entretenir autour d'elle, la dispose au sommeil, ce souverain réparateur de toutes les fatigues. Dans la crainte d'hémorrhagies éventuelles, on a conseillé de combattre la tendance au sommeil et de tenir bon gré mal gré la femme éveillée immédiatement après l'accouchement. Cette pratique me semble barbare, impitoyable, et je crois avantageux de favoriser le repos de la nouvelle accouchée par tous les moyens possibles.

La chambre sera constamment tenue à

une température modérée. Il est nécessaire que l'air puisse s'y renouveler facilement et que ce renouvellement ne soit point empêché par des rideaux trop épais et trop hermétiquement fermés, surtout l'été où les lochies, chez certaines personnes, prennent une odeur repoussante, malgré la propreté la plus scrupuleuse. Un air concentré et et dont la température est trop élevée prédispose aux maux de tête, aux convulsions, aux pertes.

Quelques femmes se croient obligées de garder une position invariable, sans oser faire le moindre mouvement ; une telle torture n'est ni hygiénique, ni nécessaire. Que l'accouchée se tienne sur le dos, les membres inférieurs allongés et rapprochés, si cette attitude lui est le plus commode, rien de mieux ! Mais elle ne doit pas craindre de se tourner sur le côté ou de fléchir les cuisses si elle en éprouve le besoin. Il faut, avant tout, qu'elle se mette à l'aise et qu'elle s'en rapporte à ses propres instincts. Elle se trouvera bien aussi de s'asseoir de temps à autre. Cette position la délasse et favorise l'écoulement des lochies qui ont de la tendance à s'accumuler dans le vagin.

Le régime des accouchées demande la plus grande surveillance. Nulle part, peut-être, il n'y a plus de préjugés à détruire. Certains accoucheurs, obéissant à des idées systématiques erronées, prétendent tenir les femmes à la diète la plus absolue. L'inflammation, avec son redoutable cortége, se dresse constamment devant eux : le moindre bouillon leur porte ombrage. Ils espèrent sans aucun doute empêcher la fièvre et obvier à toute perturbation morbide. Dans le peuple, on tombe dans un excès contraire; les femmes sont nourries outre mesure. Le vin chaud, les aromates, le café, etc., sont généralement mis en usage pour leur donner des forces. Je ne sais laquelle de ces pratiques est la plus mauvaise.

La vérité se trouve entre ces deux extrêmes. Un ou plusieurs bouillons, ou quelques légers potages suffisent ordinairement avant la révolution laiteuse. Si la mère nourrit, il y a de l'avantage à permettre, dès le second jour de l'accouchement, des potages plus substantiels. Il ne peut, au reste, y avoir rien d'absolu à ce sujet. Il faut consulter les forces et les habitudes de l'accouchée, et bien se garder de traiter une paysanne comme une femme du monde.

Après la montée du lait, on procède à une alimentation plus réparatrice. Les aliments seront légers et donnés d'abord en petite quantité. On passe graduellement des soupes, des panades, des fécules, aux œufs à la coque, aux viandes blanches, aux poissons frits, aux côtelettes et aux autres aliments de la vie ordinaire, de manière à ce que, vers le septième ou le huitième jour, l'accouchée n'ait plus besoin d'être dirigée dans le choix de sa nourriture.

La boisson la plus saine est l'eau vineuse. Quant aux tisanes, on peut sans inconvénient consulter le goût de l'accouchée. L'infusion de fleurs de tilleul et de feuilles d'oranger est bonne et salutaire. Il en est de même, du reste, de toutes les tisanes adoucissantes. Ce qu'il importe surtout, c'est que cette tisane, quelle qu'elle soit, ne serve qu'à satisfaire la soif. Ceci n'est point une trivialité. Si la femme n'est point altérée, il ne faut pas la gorger de liquides comme on le fait d'habitude, sans autre raison *que de lui faire boire de la tisane.*

Les commères sont impitoyables; elles ont toujours la tasse à la main, l'accouchée doit boire de la tisane *quand même*. Il est temps de secouer le joug de cette sotte et ridicule tyrannie.

Les soins de propreté forment une partie importante de l'hygiène de l'accouchée. Les organes génitaux seront souvent lotionnés avec de l'eau de guimauve, ou mieux avec une décoction de cerfeuil coupée avec du lait; quelques injections vaginales faites doucement avec de l'eau tiède dissolvent et entraînent les caillots sanguins qui stagnent dans le conduit vulvaire, et contribuent singulièrement au bien-être de la femme. Les linges du corps et du lit seront renouvelés à mesure qu'ils se salissent : il ne faut pas se laisser arrêter par ce fâcheux préjugé qui condamne les accouchées à conserver les mêmes vêtements pendant huit jours. La constipation sera combattue par des lavements adoucissants, même avant la montée du lait.

Combien de temps doivent-elles garder le lit? Les neufs jours vulgairement admis sont-ils suffisants? Ne serait-il pas plus prudent d'en attendre quinze, avant de se lever et de reprendre ses occupations?

La plupart des femmes du peuple se lèvent, marchent et travaillent dans la huitaine. C'est, je n'en doute pas, à cette pratique qu'on doit la grande proportion de prolapsus internes qu'on observe chez elles. Je pense que lorsqu'une femme n'est pas sollicitée par les besoins de son existence à quitter promptement son lit, elle doit y rester quinze jours environ; encore ne faut-il pas qu'elle reprenne brusquement ses habitudes, et qu'elle consacre sa première sortie à *ses relevailles*. Le premier jour, elle restera une heure levée sur un fauteuil ou sur une chaise longue ; le second jour, deux heures; le troisième, elle hasardera quelques pas et sera levée plus longtemps ; enfin, les jours suivants, en consultant ses forces, elle descendra ou fera quelques tours, si le temps est beau, dans sa cour ou dans son jardin. Ce n'est qu'après avoir ainsi essayé ses forces et s'être habituée graduellement à l'impression de l'air, qu'elle pourra se rendre au temple. Les églises sont généralement froides ; la femme doit s'y tenir assez longtemps agenouillée : il faut qu'elle soit assez bien remise, pour accomplir cet acte si solennel pour la plupart d'entre elles. La religion bien entendue ne commande aucune imprudence qui, en compromettant la santé de la mère, compromettrait aussi celle de son enfant.

Puisqu'il s'agit de devoirs religieux, je dois réparer ici une omission que j'ai commise dans les chapitres consacrés à l'enfant; je veux parler des précautions à prendre, quand on porte le nouveau-né à l'église pour le faire baptiser. Il est facile de comprendre combien le froid peut être nuisible à un petit être qui vient de sortir du sein de sa mère, où il jouissait d'une température si douce et si égale. Le transport de l'enfant par un temps froid, souvent rigoureux, surtout dans les mois de décembre, janvier et février, et dans les lieux où les églises sont fort éloignées, n'est pas sans danger. Il est important que le nouveau-né soit bien couvert, que sa tête soit découverte avec la plus grande prudence, que le prêtre se serve d'eau tiède pour l'affusion baptismale, et que cette cérémonie soit faite avec la plus grande promptitude.

§ II

DES SOINS HYGIÉNIQUES APPLICABLES A LA MÈRE PENDANT L'ALLAITEMENT.

L'allaitement est une fonction si naturelle, qu'on a lieu de s'étonner qu'elle puisse rencontrer des difficultés et des obstacles dans les organes qui servent à son accomplissement. Chez certaines femmes, les mamelles semblent bien conformées, mais le mamelon est aplati, déformé et comme refoulé dans la grande mammaire. Le nouveau-né, alors, n'a pas de prise pour exercer la succion; il s'épuise en efforts impuissants pour extraire le lait contenu dans les mamelles.

A quoi tient cette fâcheuse disposition? est-elle originelle? Non; il y aurait de l'injustice à rendre la nature responsable des maux que notre imprudence crée le plus souvent. Cette conformation tient évidemment à la pression inintelligente qu'on exerce sur la poitrine des jeunes filles. Les corsets trop relevés, au lieu de soutenir doucement la gorge, compriment maladroitement, par des baleines dures, la partie saillante du sein, et empêchent ainsi le développement du mamelon.

On a imaginé plusieurs moyens plus ou moins utiles pour obvier aux inconvénients qu'entraîne cette mauvaise conformation. On a conseillé, pour cela, d'opérer la succion avec une pipe en terre ou en verre à tube recourbé, dont la femme peut se servir elle-même. On peut aussi faire usage d'une fiole à médecine comme d'une ventouse. Ces procédés exposent parfois à de vives douleurs ; ils peuvent amener l'inflammation du sein.

Ce qu'il y a de mieux et de plus simple à faire, c'est de ramollir le mamelon, quelques jours avant l'accouchement, par des applications d'eau de guimauve, et de faire téter l'accouchée, quelques heures après le travail, par son mari ou une autre personne dévouée et intelligente. Cette succion lente et modérée donne facilement au mamelon le relief qui lui manque. Les procédés les plus simples sont, en général, les meilleurs et ceux qui engendrent le moins de dangers.

L'engorgement des seins et l'excoriation du mamelon peuvent apporter un obstacle passager à l'allaitement. Il importe de les faire cesser le plus promptement possible.

Le *poil* se manifeste habituellement

quelques jours après l'accouchement. Il est facile d'y remédier en suspendant l'allaitement et en recouvrant les mamelles de compresses imbibées d'une décoction émolliente, ou de cataplasmes de farine de lin, de riz, de racines de guimauve avec la pulpe de carotte, etc., renouvelés toutes les deux ou trois heures. S'il survient quelques accidents généraux, l'accouchée sera mise à la diète et prendra quelques tisanes adoucissantes, telles que les décoctions de chiendent, de gruau ou d'orge perlé, édulcorées avec les sirops de guimauve, de gomme ou de capillaire.

L'excoriation du mamelon est excessivement douloureuse. Il serait avantageux de la prévenir et de la guérir rapidement, quand elle s'est accomplie. Il faut laver fréquemment l'aréole avec de l'eau de guimauve, si elle a de la tendance à l'inflammation, et avec de l'eau vineuse, au contraire, si elle est molle et relâchée. On conseille aussi de la recouvrir avec une pelure d'ognon sèche, humectée de vin chaud ou d'eau sucrée tiède, et qu'on enlève toutes les fois que l'enfant a tété; après quoi il faut éponger soigneusement l'appendice mammaire avec un linge doux, sec et frais de lessive. C'est dans ces cas que les mamelons artificiels trouvent une application des plus utiles.

Existe-t-il des aliments ou des boissons qui augmentent la quantité et la qualité du lait? Est-il, par conséquent, nécessaire d'imprimer au régime de la femme une modification particulière?

J'avoue franchement que je ne le pense pas. Je sais, comme tout le monde, qu'une bonne alimentation exerce une heureuse influence sur les qualités physiques du lait;

mais cette heureuse influence est-elle due à l'action particulière de tel ou tel aliment, de tel ou tel liquide, comme le cidre, par exemple? Il est permis d'en douter.

On a dit avec raison, ce me semble, que quand une personne est arrivée à un certain âge, elle doit être elle-même le médecin de son estomac. Rien n'est plus vrai. La femme qui allaite ne changera donc rien à son régime, si ses digestions sont bonnes et si elle se porte bien. Ce régime, du reste, doit se composer de bons aliments adoptés dans la vie ordinaire : la soupe, les fécules, les viandes bouillies ou grillées, seront préférées aux ragoûts salés et épicés et aux viandes fumées. Les légumes, le poisson, les fruits et même la salade, peuvent être permis, si la nourrice a l'habitude d'en manger et si elle les digère bien. Elle fera bien aussi de ne point changer ses boissons habituelles ; le café et les liqueurs spiritueuses sont formellement interdits.

Joignez à un bon régime un exercice salutaire et ce calme intérieur que donne toujours à l'âme l'accomplissement du devoir, et la femme qui allaite aura satisfait à toutes les exigences de ses fonctions, souvent si difficiles, de nourrice (*). Son enfant s'élèvera bien, et l'heureuse mère verra grandir sous ses yeux, gai, vigoureux et sain, l'être chéri qui sera plus tard le soutien de sa vieillesse !...

Me voici arrivé à la fin de ce volume. J'ai fait peu de citations, désirant éviter

(*) La mère peut-elle allier les plaisirs si frivoles du monde avec les austères devoirs de l'allaitement? Non, ces deux choses sont incompatibles. — Il faut opter. — A cet égard, le cœur d'une vraie mère n'hésite jamais.

toute apparence d'érudition. Les vérités qui s'y trouvent consignées sont une monnaie courante qui n'appartient à personne, et qui pourtant appartient à tous. Comme l'abeille, j'ai butiné partout. Au public, maintenant, de décider si j'ai su donner à ce travail une forme heureuse et durable.

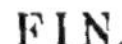

FIN.

TABLE

DES MATIÈRES

FIN DE LA TABLE.

DU MÊME AUTEUR

---

1. Considérations pratiques sur le traitement du croup. — Thèse de Paris, 1843.

2. Études pratiques sur l'affection scrofuleuse chez les enfants. — Paris, 1844.

3. De l'abus des vésicatoires chez les jeunes enfants. — Ext. de la *Gazette médicale*, 1846.

4. Mémoire sur la fièvre intermittente simple des jeunes enfants. — *Gazette médicale*, 1850.

5. Quelques réflexions sur l'âge auquel il convient d'opérer le bec-de-lièvre. — Le Mans, 1852.

6. Note pour servir à l'histoire de la fièvre pernicieuse chez les jeunes enfants. *Gazette médicale*, 1857.

LE MANS. — IMP. DEHALLAIS ET DU TEMPLE.